歯科医院経営実践マニュアル

スタッフの早期戦力化とやる気を高めるコーチング技法

(株)ブライソン経営研究所代表取締役
山田 和宏 著

クインテッセンス出版株式会社　2007

Tokyo, Berlin, Chicago, London, Paris, Barcelona, Istanbul, Milano, São Paulo, Moscow, Prague, Warsaw, New Delhi, Beijing and Bukarest

●はじめに

本書はコーチングの解説書です。コーチングは、今日、ビジネス界でも脚光を浴びている人材育成の手法です。読者の皆さんが、スタッフに対しコーチングを実践することで、スタッフの早期育成・戦力化とやる気（モチベーション）を引き出すことができます。

あなたが歯科医院の院長であれば、経営内容をよりよくしたいという想いは他の誰よりも強いはずです。そして、その想いが強くなればなるほど、スタッフに対する次のようなギャップも強く感じるようになっていきます。

> なぜ、スタッフは自分の期待どおりにもっと動いてくれないのか？
> 何度指導してもできない！
> 指示されなくても、スタッフ自ら考えて行動してほしい……etc.

「スタッフが期待どおり動いてくれれば、もっと質の高いサービスが提供できる。そうなれば患者さんも満足するし、医院の経営も安定して伸びていく」――これは、院長をは

……少し立ち止まって考えてみましょう。ひと言指示しただけで（たとえば〝患者さんに対して、明るく挨拶するようにしてください〟）、スタッフが院長の期待どおりの動きをしてくれたら、こんな楽なことはありません。仮にそうであっても、それは院長の前だけの振る舞いかもしれません。

人は、機械やコンピュータと違って指示（期待）どおりにはすぐにできないものです。

しかし、機械やコンピュータは指示どおりには動いても、それ以上のことはできません。

逆に、人はそれ以上にもそれ以下にもなります。

慣用的な言葉に〝人には無限の可能性がある〟という言い回しがあります。それは院長の関わり方しだいで「通常1ヵ月で習得する課題が2週間で習得できたり、指示されたこと以外できなかった（しなかった）スタッフが、自ら主体的に業務の改善に取り組みはじめるように変わった」というような含みもある例えではないでしょうか。

本書は、スタッフに対してコーチングを実践していただくことを目的とし、コーチングの概念や実践するときのステップ、そして実践に必要なコミュニケーションのスキルなどをわかりやすく解説しました。

本書は、1時間もあれば読み終えることができます。読み終えたらすぐにコーチングを実践してみましょう。

はじめから100点満点のコーチを目指すのではなく、できるところから実践していただければ結構です。その瞬間から、スタッフはあなたの変化に気づきはじめるはずです。そして、あなたが期待するスタッフに、スタッフ自らが近づいていくことでしょう。

読者の皆さんは、院長（経営者）あるいは職場のリーダーである方が多いと思います。いずれにしても、皆さんは、スタッフをまとめ、やる気を引き出し、そして早期に育成し、戦力化するという重要な役割を担っているわけですから、本書では、そのような立場の方を総称して「指導者」と表現させていただきます。

2007年7月20日

株式会社ブライソン経営研究所

代表取締役　山田　和宏

もくじ

第1章 コーチングへのプロローグ／13

1 人は思いどおりにならないもの／14
2 スタッフにギャップ（思いどおりにならない）を感じるとき／16
3 人材育成とは、期待と現状のギャップを縮めていくこと／18
4 院長はスタッフの現状に満足していてはならない／20
5 院長はスタッフのギャップを発見あるいは創らなければならない／22
6 ギャップは指摘するだけでは縮まらない／24
7 ギャップを感じることと縮めることは別／26
8 「指示中心型」の指導には限界がある／28
9 スタッフの返事 "はい" を "できる" と勘違い／30
10 「指示中心型指導」から

第2章 コーチング（学習支援・促進型指導）の意味とネライ／35

「コーチング（学習支援・促進型指導）」に変えてみよう！／32

1 コーチ（Coach）の語源は「馬車」の意／36
2 コーチングはスタッフの自律学習を重視する／38
3 「学習」が人を変える！／40
4 学習効果の高い経験を積ませる／44
5 偶然ではなく意図的に学習させる／46
6 自分で考えて実践（試行錯誤）することが重要！／50
7 コーチング（学習支援・促進型指導）のメリット／54

第3章 コーチングを実践するときの枠組みとコーチの役割／59

1 スタッフ自身に「どうなりたいか」「どうすればなれるか」を考えさせる／60
2 コーチングの枠組み——学習に必要な3つのステップ／62
3 コーチングの事例(1)——よい点を指摘し学習意欲を高める／64
4 コーチングを図式化してみると……／68
5 コーチングの事例(2)——受付応対業務編／70
6 コーチングの事例(3)——資料づくり編／74
7 コーチの役割(1)「学習を支援する」とは スタッフの課題形成を行うこと／80
8 コーチの役割(2)「学習を促進する」とは スタッフを動機づけること／84
9 スタッフの動機づけ——その(1)外発的動機づけ／86
10 スタッフの動機づけ——その(2)内発的動機づけ／88

目次

第4章 コーチングで自律したスタッフを育成する／97

1 3つのタイプの"仕事"の違い／98
2 定型的な仕事とそのコーチングのポイント／100
3 改善的な仕事にはどんなものがあるか？／102
4 改善的なコーチング（課題形成）のポイント／104
5 改善的なコーチング（課題形成）事例／106
6 革新的な仕事へのアプローチこそコーチングが必要！／108
7 革新的なコーチング（課題形成）事例①／110
8 革新的なコーチング（課題形成）事例②／112
9 コーチングで自律したスタッフに導く／114

11 指導者が強制的に変化を創り出す――マンネリから抜け出させる／92
12 スタッフの最終ゴールは「自律したスタッフ」になること／94

第5章 スタッフを伸ばすコミュニケーションスキル／117

1 フォローに必要な「承認」のスキル①
学習を促進するためにはスタッフに対するフォローが重要！／118

2 フォローに必要な「承認」のスキル②
指導者はスタッフの「承認されたいという欲求」を満足させる／120

3 フォローに必要な「承認」のスキル③
理解者になるためには「話し合い」が重要！／124

4 共感・理解する聴き方のスキル①
積極的傾聴で"承認の欲求"を満足させる／126

5 共感・理解する聴き方のスキル②
聴く順番は共感・理解→アドバイスの順で行う／128

6 共感・理解する聴き方のスキル③
スタッフのおかれている状況や気持ちを理解する／130

7 共感・理解する聴き方のスキル④
上手に聴く技法——言葉によるフィードバック／132

目次

8 問いかけて学習を促進するスキル①――指示と問いかけに対するスタッフの受け止め方の違い／136

9 問いかけて学習を促進するスキル②――問いかけを行う場合の3つの留意点／138

10 問いかけて学習を促進するスキル③――院内で実践したい問いかけのパターン／142

11 評価する（褒める）スキル①――褒める行為は承認すること／146

12 評価する（褒める）スキル②――褒めるポイント(1)――具体的に何がどのようによいかを伝える／148

13 評価する（褒める）スキル③――褒めるポイント(2)――客観的な尺度に照らし合わせて伝える／149

14 評価する（褒める）スキル④――褒めるポイント(3)――すべてのスタッフに平等に行う／150

15 評価する（褒める）スキル⑤――褒めるポイント(4)――褒めるタイミングを逃さない／152

16 評価する（褒める）スキル⑥――褒めるポイント(5)――人前で褒める、事例発表で褒める／154

17 **叱り方のスキル①**「叱る」とは、考え方や行動を改めさせる行為／155
18 **叱り方のスキル②**「怒る」と「叱る」の違いを知る／156
19 **叱り方のスキル③** 基準をもって根気強く行う／157
20 **叱り方のスキル④**「叱る」場合の５つの留意点／158

イラスト：伊藤 典

第1章

コーチングへのプロローグ

1 人は思いどおりにならないもの

「スタッフは思いどおりにならないな。どうしてもっと気を利かして動いてくれないのかな？ 一度きつく叱ったほうがいいのかな？ でも、厳しく叱りすぎて突然に辞められても困るしなあ……」

指導者（院長先生、あるいはリーダー）は、スタッフに対して日頃、ギャップ（期待どおりにできていないことなど）を感じることが多いと思います。指導者の一番の関心事は、なんといっても「医院のサービスを、今以上に向上させ、今よりも患者さんに満足していただき、その結果として医院の経営を持続・発展させたい」ということでしょう。その想いが強くなるほど、スタッフに対する期待や要求レベルも高くなっていきます。したがって、指導者はスタッフに対して常にギャップを感じ続けるわけです。

スタッフに対するギャップというのは、たとえば指導者が思い描く「こういう場合にはこのように対応する・このように考える」という〝期待のレベル〟と、「実際のスタッフの対応や考え方」（〝現状レベル〟）との差あるいは違いのことです。

14

第1章 コーチングへのプロローグ

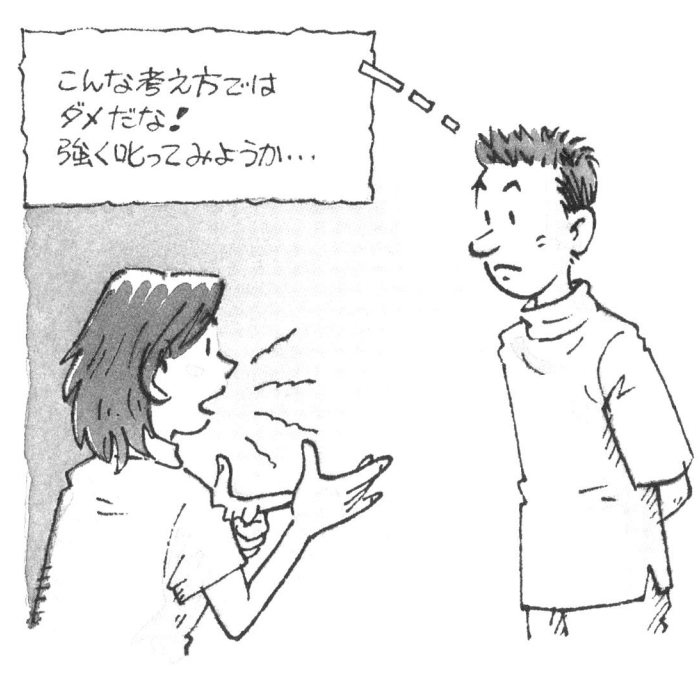

あらゆる状況において、どのように対応すべきかをマニュアルに書きおろし、それをスタッフが完璧にこなせるようになれば、ギャップはなくなるのかもしれません。

しかし、すべての業務あるいはモノ・コトに対する考え方について、マニュアル化することは不可能です。仮にできたとしても、サービス業の性質からさまざまな状況で臨機応変に、柔軟に対応することが、スタッフには常時求められます。

したがって、日々発生するさまざまな状況において、指導者が普段思い描いているとおりに、スタッフが動いてくれることを求めるスタンス自体にムリがありそうです。

2 スタッフにギャップ（思いどおりにならない）を感じるとき

いくら指導しても、同じことが繰り返される——その時、「なぜできないのか？」と「人はなかなか思いどおりにはならない（なれない）」と感じるものです。

ところで、スタッフに対するギャップは、どのような時に感じるのでしょうか？　それは、スタッフの仕事ぶりを目の当たりにしたとき、あるいはモノ・コトに対する考え方を確認したときなどが多いはずです。

しかし、重要なことは、その時の指導です。なぜかといえば、指導をしている（つもり）にもかかわらず、実際には同じことが再度繰り返されるからです。その時、「人はそう簡単には思いどおりにならないな？」と思うわけです。

よく考えてみましょう。読者の皆さんが院長であれば、院長としての自分自身の振る舞いにギャップを感じるときがあると思います。たとえば、成功した院長の話を耳にしたとき、すごく脚光を浴びている医院を実際に目の当たりにしたときなどでしょうか。

しかし、その時このようにも考えるはずです。

第1章 コーチングへのプロローグ

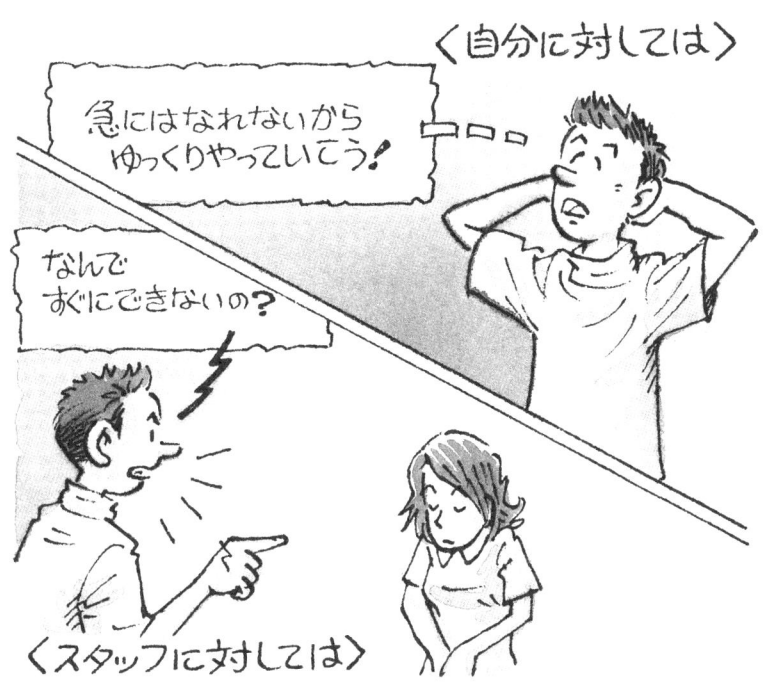

「まあ、いいさ。人は人、私は私。急にはそうなれないけれど、少しずつ近づいていこう」

自分に対するギャップには、そのように建設的に考えても、スタッフのギャップに関しては、つい「なぜできないの！この前も指示しただろう！」と責め立ててしまいます。おかしなものですね。

ギャップを感じても、そう簡単にはギャップは縮まらないということです。人はそのようにできているのだと考えておきましょう。いや、そのように認識すべきです。

17

3 人材育成とは、期待と現状のギャップを縮めていくこと

「人は思いどおりにならないから仕方がない」で終わってしまっては、本書を読んでいただく意味がありません。それでは、どうすれば思いどおりにできるかをテーマに説明をしていきましょう。

「思いどおりになる」「思いどおりにならない」ということと、スタッフ（人材）の育成を関連づけてみましょう。

たとえば、新人のAさんの患者さんに対する応対を観察したところ、ギャップを感じたとしましょう。なぜギャップを感じたかといえば、「指導者であれば同じような状況においては、このように応対する（期待レベル）のに、新人のAさん（学習者）の応対の様子（現状レベル）はそれと違っていた」と認識したからです。そして、前項で説明したように、思いどおりになっていないと感じた瞬間に、〔図表1〕(1)のような枠組みが頭の中に形成されます。

そこで、指導を試みます。指導が功を奏し、患者さんに対する応対が期待どおりに変わ

18

第1章　コーチングへのプロローグ

〔図表1〕-(1)

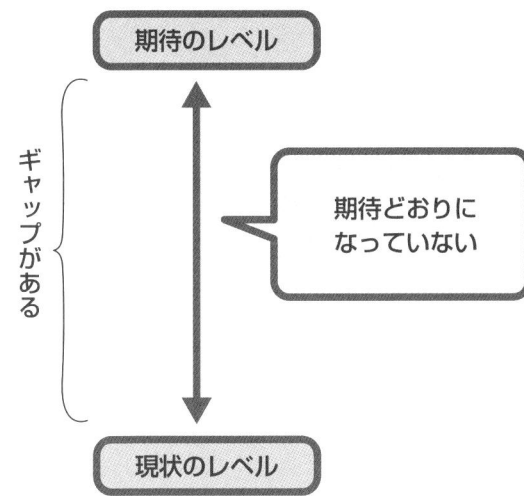

〔図表1〕-(2)

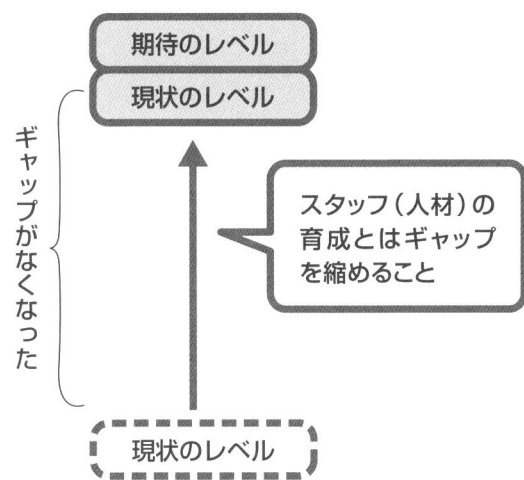

れば、思いどおりになった→ギャップが縮まった→スタッフは成長した→スタッフ（人材）の育成ができた、つまり〔図表1〕(2)のようになります。

人材育成とは、(2)にあるように、期待レベルと現状レベルとのギャップを明確にし、そのギャップを縮めていくことととらえると、わかりやすいでしょう。思いどおりにならないと感じる原因は、ギャップを縮める指導に決定打がないということになります。

4 院長はスタッフの現状に満足していてはならない

指導者が現状レベルのスタッフに満足している限り、スタッフの今後の成長はありません。ギャップを感じ続けることが大切です。つまり、思いどおりにならないと感じる状態でよいのです。

どういうことでしょうか？

指導者はスタッフを育成する立場ですから、スタッフに対する期待レベルと現状レベルとの間のギャップを明確にすることができなくてはなりません。この作業をスタッフ自らできることが理想ですが、実際には、スタッフ自身は期待レベルを明確にすることも、そこから現状を見つめたときに何が足りないかのギャップに気づくことも困難です。

たとえば、金メダルを目指している選手であっても、金メダルレベルのプレーヤーになるためには、どのようなプレー（期待レベル）が求められるのか？　そして、期待レベルと現状のレベルとでは、何がどのくらい足りないのかを、選手本人だけで明確にすることは難しいということです。ですから、指導者が必要なのです。

20

第1章 コーチングへのプロローグ

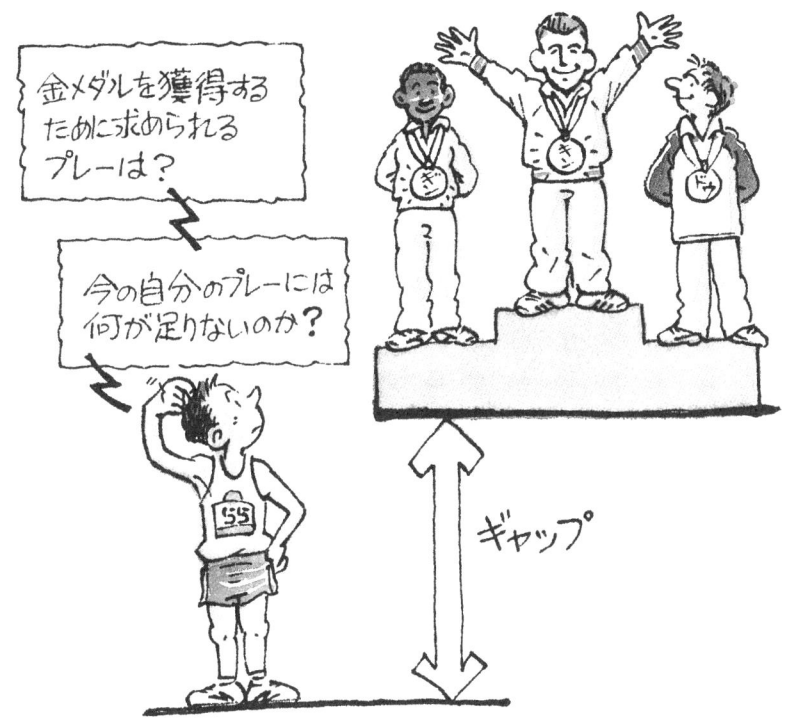

したがって、指導者が期待レベルとそこから見たときの現状レベルとのギャップを洗い出し、明確にしていくのです。

逆に、指導者がスタッフの現状に対しギャップを感じる（見つける）ことができなければ、スタッフはすぐに他の指導者のもとで学ぶべきです。現状の自分を見て、ギャップを感じない指導者のもとで学習しても、あまり成長は望めないからです。現状レベルにギャップがあるから伸びる余地があるわけです。

5 院長はスタッフのギャップを発見あるいは創らなければならない

指導者は、医院のあるべき状態を具体的にイメージすることにより、スタッフに要求すべき期待レベルが見えてきます。

　前項で指摘したように、指導者としてスタッフにギャップを感じることは、スタッフを伸ばす意味においてよいことなのです。逆に、指導者が現状レベルのスタッフに満足していては、スタッフの成長をそもそも望んでいないことになります。しかし、それではよい指導者とはいえません。

　繰り返しますが、医院がよりよい経営を目指していくためには、スタッフに対する期待水準を上げていかなくてはならないはずです。逆に、そのような想いがあって当然だと思います。したがって、仮に現在のスタッフのレベルが、指導者の満足のいくレベルにまで達しているとしても、さらに高い期待レベルを要求することによって、現状レベルとにギャップが生まれます（ギャップを創るといいます【図表2】）。

　ギャップがあるからそれを縮めていく→縮めるからスタッフは成長する→成長するか

22

第1章 コーチングへのプロローグ

〔図表2〕

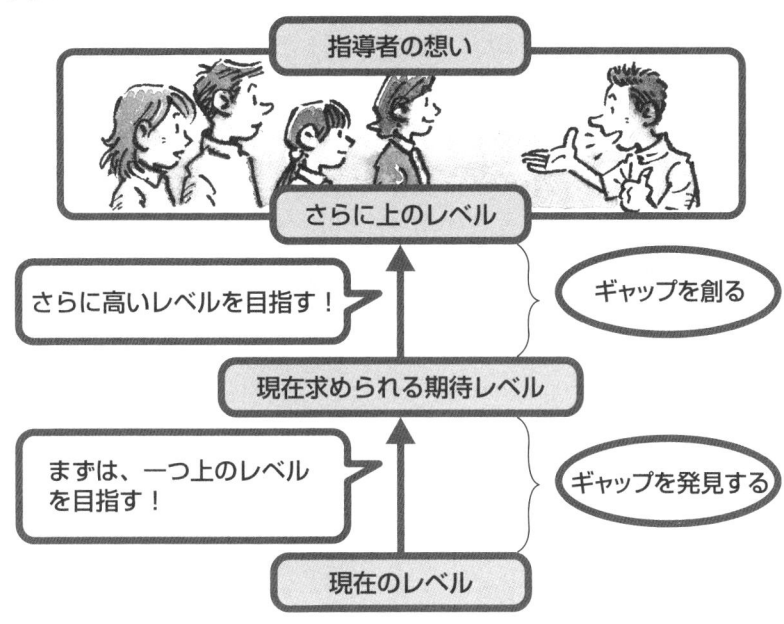

ら質の高いサービスが可能となる→患者さんの満足が向上する→経営が持続・発展していくのです。

指導者は、常にギャップを発見あるいは創っていく役割があることがおわかりになると思います。したがって、「今現在、医院がどうなっていなくてはならないのか？」そして「今後は、どんな医院になっていたいのか？ どんな医院にしなくてはならないか？」をよく考えてみることが大切です。そうすれば、今のスタッフに、何を、どのくらいのレベルまで期待すべきかが見えてきます。

6 ギャップは指摘するだけでは縮まらない

スタッフに対するギャップを感じたとしても、それを指摘するだけの指導であれば見直しする必要があります。

どういうことなのでしょうか？ 事例を取り上げて説明をしてきましょう。

自らダンス教室を運営するBさん（女性指導者）の経験談です。

仕事をしながらダンス教室に通っていたBさんは、きれいに演技するためのノウハウを一生懸命に習得。努力のかいがあって、指導者からお墨つきをもらうことができ、やがて自らダンス教室を開講し、生徒を募集して指導することになりました。

本書のテーマでいえば、学習者から指導者に立場が変わったということです。するとBさんは、これまでの学習者（指導を受ける側）とは違う、指導者としての悩みを抱えることになりました。

彼女は、生徒がきれいに踊ることのできるように、一生懸命に指導します。とくに、何度も何度も繰り返し指摘したことは、背筋を伸ばすということです。しかし、生徒のそれ

第1章 コーチングへのプロローグ

は、Bさんのイメージ（期待レベル）にはなかなか近づきません。これがBさんの指導者としての悩みです。

「どうして教えたとおりにできないのだろうか？」
「何度繰り返し指摘しても期待どおりにならない。なぜだろう？」
「そもそも、うまくなろうという気持ちがあるのだろうか？」

Bさんは、生徒は上達しようという意欲が低いから仕方がないとしていました。Bさんもギャップは感じていたのですが、それを縮めることに苦労していたようです。読者の皆さんも、スタッフに何度注意・指導しても、なかなか行動が改まらないというような経験は少なからずあるのではないでしょうか。

ところで、Bさんはその後、ギャップを縮めることができたのでしょうか？

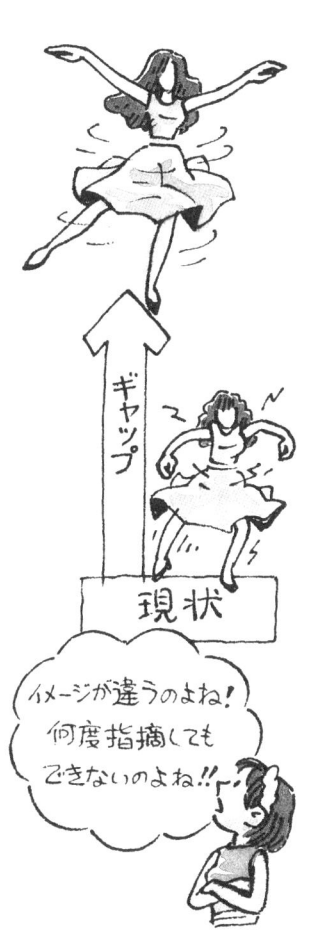

7 ギャップを感じることと縮めることは別

Bさんの教室主催の発表会が近づいてきました。教室の生徒が演技者としてデビューするのです。Bさんは、自分の生徒にはなんとかきれいな演技をしてもらいたい一心で、懸命に指導してきました。が、相変わらず彼女が期待する背筋が伸びた演技ができません。

〔発表会の前夜〕

彼女は考え抜いた末に、ようやくあることに気づいたのです。
「自分の指導に問題があるのではないだろうか?」
指導者として、生徒に対する想いが強くなるほど相手に求めてばかりいて、自らを省みることをしていなかったことに気づいたのです。そして、冷静に考えてみると、何度指導しても上達しないというのは、生徒自身に問題があるというよりは、むしろ自分の指導に問題があるのではないか、と考えられるようになりました。
とにかく翌日の発表会では「背筋が伸びたきれいな演技をしてもらいたい!」——そこで、普段とは違う指導を試してみようと決意し、床に就きました。その試みとは、実にシ

第1章 コーチングへのプロローグ

シンプルな言葉を投げかけることだったのです。

【本番当日】
本番直前のリハーサルを終えた直後、Bさんは生徒に次の言葉を放ったのです。
「今日は、いつもより背筋が伸びてとてもきれいです。本番もこの調子で演技をしてみましょう！」
実際に生徒は、普段よりも背筋が伸びてきれいな演技ができたということです。ギャップが縮まったのです。彼女はこの経験から次のことを学びました。
「背筋が伸びていないから背筋を伸ばしなさい、という指示的な指導ではなく、他のやり方があるんだ！」──この出来事は、その後の彼女の指導方法に大きな影響を与えたこととはいうまでもないでしょう。

（以上、ある女性指導者の経験談）

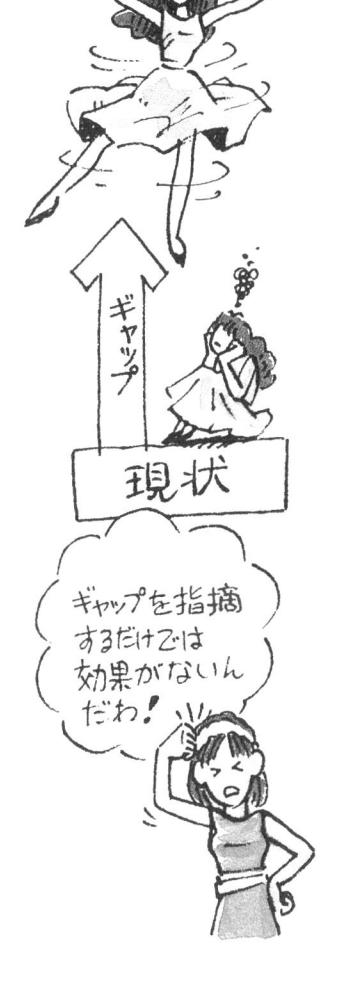

8 「指示中心型」の指導には限界がある

「今、振り返ると、あの時は余裕がなくて、生徒に指示・命令ばかりしていました（Bさんの回想）」

Bさんは、当時をこのように振り返りました。

教室を開講した当初のBさんの指導を評価すれば50点というところでしょう。なぜ半分なのかといえば、生徒に対しギャップを見出した点は指導者として半分合格。でも、肝心なギャップを縮めることができず、生徒のやる気のなさに原因を求めていた点で50点マイナスという意味です。

開講当初のBさんの指導スタイルを、ひと言で表せば典型的な「指示中心型の指導」でしょう。

★背筋が伸ばせない生徒に対して——
「背筋が伸びていないから、もっと背筋を伸ばしなさい！」

第1章　コーチングへのプロローグ

★仕事の優先順位ができていないと感じたスタッフに対し—
「もっと仕事の優先順位を考えて取り組みなさい！」
★さらに、指示されたことしかやらないスタッフに対し—
「少しは仕事のやり方に工夫を加えて、自発的に改善をしてください！」

というように指示しても、指示どおり（指導者の期待のイメージ）にはそう簡単にはできないし、なれないということです。逆に、指示の回数が多ければ多いほど、何度指導してもできない印象が強くなるのです。

前項で説明したように、指導者にはスタッフのギャップを明確にする、あるいは創ることが求められますが、ギャップを縮めていくための指導法も、あわせて身につけておく必要があります。

ところで、どうしてこのような指示中心型の指導が多くなってしまうのでしょうか？
その理由は次項で。

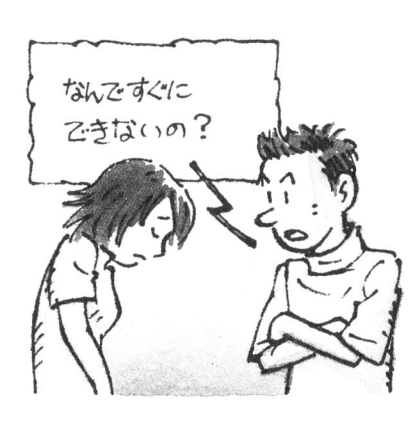

9 スタッフの返事"はい"を"できる"と勘違い

「指示中心型指導」が多くなる原因は "指導者自身の誤解" にあります。

新人Aさんの患者さんへの応対にギャップを感じたとしましょう。すると、1度目は、

指導者「今後は、このような場合には、こう対応するのだよ」
Aさん「はい。わかりました」

しかし、類似のケースで似たような状況が繰り返されると（少し口調も強くなって）、

指導者「いいか、以前にも指摘したが、このように対応するのだよ」
Aさん「はい、わかりました。すみませんでした」
指導者「何度いえばわかるのかな？（学習能力がないな？）」

第1章 コーチングへのプロローグ

このように、指導者は指示的な指導になりがちです。それは、スタッフが「はい」と返事をしても、「現実はそう簡単には期待レベルにならない。できないから、再度指摘する。」これが繰り返される」からです。そして、指示中心型の指導者ほど、何度指示してもできない、やる気が感じられないというグチをこぼすことになります。このような指導者は、自分の指導について少し見直しをかける必要があります。

前述のように、一度指示したことがすぐにできるような人はそうはいません。それは読者の皆さんもわかっているはずです。しかし、このように「指示中心型の指導」になりがちな原因として、"指導者自身の誤解"があることをよく認識しておくべきです。それは、スタッフの「はい」という返事を「できる」と勘違い、誤解してしまうことです。

指導者から指示されたスタッフは、礼儀として「はい。わかりました！」と返事はするでしょう。が、その瞬間に、指導者の頭の中では、それを「できる」と認識してしまうのです。実際スタッフは「返事はした」だけで、指導者の指示どおりに「できる」ということには、必ずしもなっていないのです。「返事≠できる」ということです。

できるということが頭にあるために、再度ギャップを目の当たりにしたときに、思わず「なんでできないの？」「なんでこう考えないの？」「何度指示すれ（いえ）ばわかるのかな？」「やる気あるのかな？」と思ってしまうわけです（指導者の記憶の中には、スタッフの「はい、わかりました」という返事が鮮明に残っています）。

31

10 「指示中心型指導」から「コーチング（学習支援・促進型指導）」に変えてみよう！

Bさんが指導のやり方に工夫を凝らして功を奏したように、読者の皆さんも、日頃の自分の指導スタイルに工夫を凝らしてみましょう。本書では、そのための一つのよりどころとして、コーチングの実践・活用をご提案しています。

先ほどの指導者と新人のAさんとのやり取りの中に、次の一説がありました。

指導者「今後は、このような場合にはこう対応するのだよ」

Aさん「はい。わかりました」

しかし、類似のケースで似たような状況が繰り返されると（少し口調も強くなって）、

指導者「いいか、以前にも指摘したが、このように対応するのだよ」

Aさん「はい。わかりました。すみませんでした」

第1章 コーチングへのプロローグ

指導者「何度いえばわかるのかな？（学習能力がないな？）」

注目していただきたい言葉があります。それは、指導者のつぶやいた"**学習能力がないな？**"です。この言葉にこそ、ギャップを縮めるカギが隠されているのです。つまり、指示中心型の指導が悪いのではなく、スタッフ自身が学習していないことに、ギャップが縮まらないコトの本質があるのです。読者の皆さんも同じことが繰り返されるたびに、「まだ本当にわかっていないようだ」「学習していないようだ」「成長できていないようだ」という言葉を、比較的よく使われるのではないでしょうか。

すでにお気づきだと思います。スタッフの育成を考えるときは「学習させること」と「学習する力そのものを高めること」が重要であることを。

これから解説していくコーチングは、学習支援・促進型の指導です。それでは次章から、コーチングについて解説をしていくことにしましょう。

学習支援
促進型指導
に変えてみよう！

33

第2章

コーチング（学習支援・促進型指導）の意味とネライ

1 コーチ（Coach）の語源は「馬車」の意

"コーチ"の語源は「馬車」です。

コーチ（Coach）という言葉は、16世紀ごろから使われ始めたといわれています。15世紀ごろ、ハンガリーに「Kocs（コウチ）」という村がありました。その村でつくられた馬車は、非常に性能がよいことで知られていました。それで、16世紀になって馬車をコーチ（Coach…英語）と呼ぶようになったのです。

当時、馬車は大切なお客様を目的地まで安心・安全に導く乗り物として位置づけられていました。「馬車＝コーチ＝目的地に安心・安全に導く」であることから、「個人教師」のような指導者を"コーチ"と呼ぶようになったのです。

「自分の娘を将来、有名なピアニストにしたい」と切望する母親が家庭教師を雇うことにしましたが、その家庭教師がコーチ（娘をピアニストに導いてくれる人＝娘のコーチ）なのです。

コーチは相手を目的地に導く役割の人ですから、コーチングは実際に「目的地にまで導

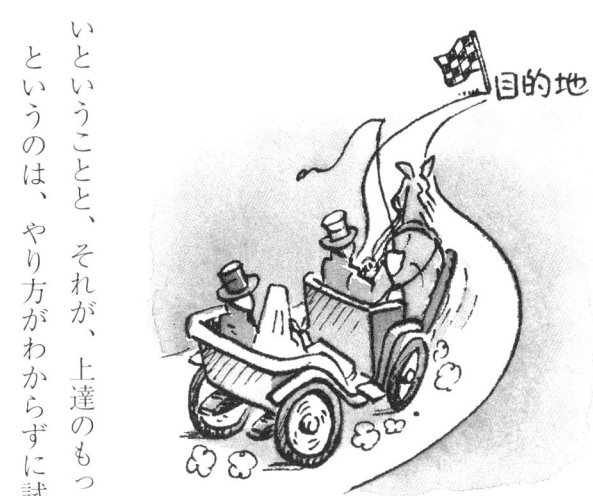

第2章　コーチング（学習支援・促進型指導）の意味とネライ

くための指導」を意味する言葉として使われることとなります。

今では街角の書店に、コーチングに関する書物がたくさん並んでいます。しかし、コーチングに関する定義（表現）はさまざまですし、筆者にとっても、その意味合いがわかりにくいものもあります。

本書では、コーチングをなるべく端的にわかりやすく解説することを心がけています。それは、とにもかくにも、読者の皆さんに要所を押さえた上で、コーチングを実践していただきたいということと、それが、上達のもっとも早い方法だと思うからです。というのは、やり方がわからずに試行錯誤するよりも、やり方を理解したうえで試行錯誤するほうが上達は早いからです。

では、本書が解説していくコーチングの定義と、それがどのような意味を持っているかを、あわせて説明していくことにしましょう。

2 コーチングはスタッフの自律学習を重視する

コーチングとは、スタッフの自律学習を支援・促進しながら、期待レベルまでに導く指導です。

ポイントは「学習」という言葉です。

つまり、スタッフを「馬車に乗せて目的地に導く」のではなく、「スタッフ自身が主体的に学習に取り組み（自律学習）、自らの力で目的地に到達するように導く」のです〔図表3〕。

したがって、スタッフ自ら主体的に学習に取り組んでいる状況をつくることができていれば、コーチングがうまくできていると考えてよいでしょう。

では、コーチングが重要視する"学習"について、もう少し説明を加えていくことにしましょう。

第2章 コーチング（学習支援・促進型指導）の意味とネライ

〔図表3〕

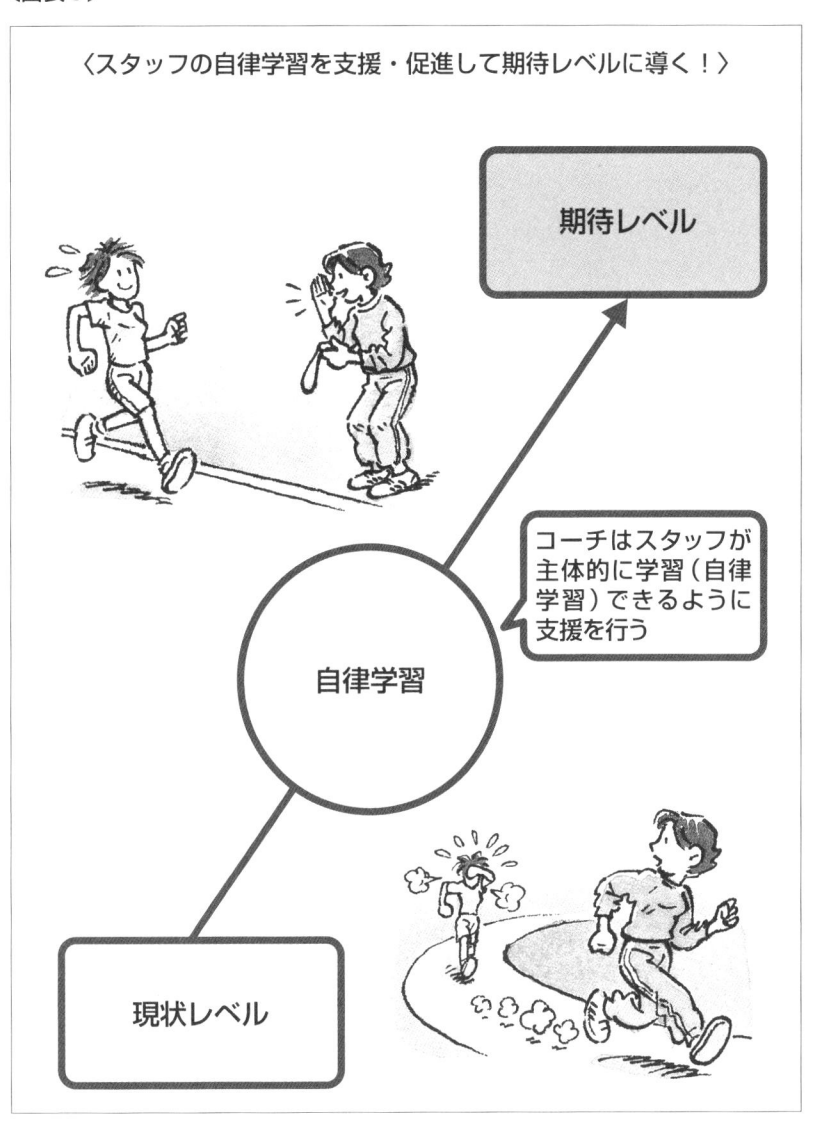

〈スタッフの自律学習を支援・促進して期待レベルに導く！〉

期待レベル

コーチはスタッフが主体的に学習（自律学習）できるように支援を行う

自律学習

現状レベル

3 「学習」が人を変える！

「学習」とは、ある経験を通じてモノ・コトに対する認識や行動が変わることです。つまり、「学習が人を変える」のです（ギャップが縮まる）。

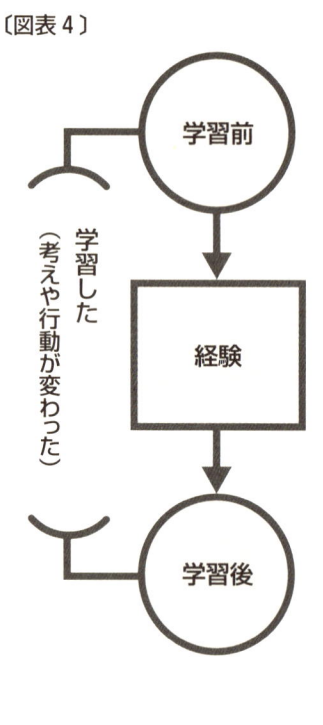

〔図表4〕

```
   学習前
     │
   ┌──┘
学習した
（考えや行動が変わった）
   └──┐
     │
   経験
     │
     ▼
   学習後
```

〔図表4〕のように、ある経験を通じて学習した結果、モノ・コトに対する考え方や行動が変わるということです。

では、具体的な事例を取り上げて説明することにしましょう。

第2章 コーチング（学習支援・促進型指導）の意味とネライ

(1) ネズミに学習させてみる

ネズミに学習させてみましょう。ネズミを箱の中に閉じ込め、電気を流します。このとき、ネズミは箱の外に出たいと考え、中を飛び回ります。偶然に出口にぶつかり、外にでることができたとします。

もう一度同じ箱に入れます。今度は、暴れることなく、すぐに出口から脱出することができます。私たちはこの様子をみて「学習したな」と思うはずです。同じ箱に違うネズミと一緒に入れると、その差は歴然です〔図表5〕。

〔図表5〕

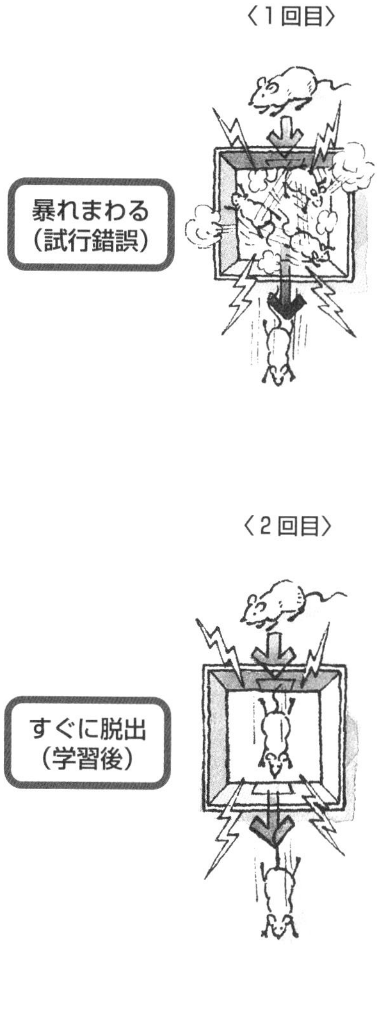

〈1回目〉
暴れまわる
（試行錯誤）

〈2回目〉
すぐに脱出
（学習後）

少しイメージがつかめましたか？ 次は人が学習した事例を取り上げてみましょう。

41

(2) 時間にルーズな新入社員の学習事例

社会人になっても、時間にルーズな田中さん。上司の山田さんからも、何度も繰り返し指摘されながらも、なかなか行動が改まりません。

ある日、山田さんは、田中さんを大切なお客様に紹介することにします。最寄りの駅で10時に待ち合わせてから訪問する約束をしていました。ところが、田中さんは15分遅刻してきました。

遅刻してきた2人に対して、お客様は強い口調で、

「山田さん、私にこんな時間を守れない人を紹介するなんて……。私を馬鹿にするのもいい加減にしたまえ!!」

と、取りつく島もありません。

帰り道、上司の山田さんは、田中さんにひと言いいたかったのですが、「自分の指導が悪いのかな？」と、日頃の指導の至らなさを責めながら無言のまま帰社しました。

【半年後……】

再び同じお客様のところへ田中さんを連れて行きました。今度は重要な商談もまとまりました。その帰り道、山田さんは田中さんにいいます。

山田「いいか、商談がまとまる時はこんなもんさ。トントンってすすむんだ。逆に、話がすすまない時は、どんなに頑張ってもうまくいかないものさ。不思議なものだ

42

第2章 コーチング（学習支援・促進型指導）の意味とネライ

田中「へぇー、そうなんですか。でも、どうしてそんなことがいえるのですか？」
山田「そういわれても……。これまでの経験からするとそんなものだ」
田中「経験ですか。経験することは大切なのですね」

（間）

山田「ところで、半年前のこと覚えているか？　田中くんが遅刻してひどく怒られたじゃあないか？」
田中「あ、あの時は本当にすみませんでした」
山田「でも、最近時間を守るようになってきたな。今日も10分前にきていたよな」
田中「えっ、まあ。実はあの時、山田さんがお客様からひどく怒られている様子を目の当たりにしたときに、学習したのです。つまり、時間に遅れることがどんなに人を不愉快にさせるのかということ。そして、ビジネスだけでなく一般社会では許されないのだということを」
山田「なるほど、あの出来事を経験したことで学習したわけだな。かっこよくいうと成長したということだな」
田中「ありがとうございます。やはり、経験って重要ですね」
山田「（人の育成には経験を積ませることが重要なのか……）」

43

4 学習効果の高い経験を積ませる

人の成長は、学習の積み重ねです。したがって、スタッフ（人材）を育成する場合には、意図的であれ偶然であれ、効果的な経験を積ませることが重要です。

仮に院内のスタッフに対して「時間にルーズ」というギャップを感じたとします。何度繰り返し指摘しても、なかなか行動が改まらなければ（行動が変わらない）、依然として学習していないことになります。

そこで、学習させるために、何か効果的な経験をさせることを考えなくてはなりません。

> 遅刻したら「もっと強く叱る」

これも、スタッフにとってはひとつの経験になります。ひどく叱られたので、遅刻をすることはやめよう！ という学習が成立します。

しかし、このような経験は、叱られるから遅刻はしないという学習なので、叱る人がい

第2章　コーチング（学習支援・促進型指導）の意味とネライ

〔図表6〕

後（期待レベル）
時間が守れる状態

ギャップがある

時間が守れない状態
前（現状レベル）

学習させる
経験を積ませる

なくなると元に戻ってしまうかもしれません。したがって、これでは効果的な経験とはいえませんね〔図表6〕。

いずれにせよ、スタッフの育成を行う場合には、学習させたいことをネライとした効果的な経験を積ませることが、重要であることがわかります。

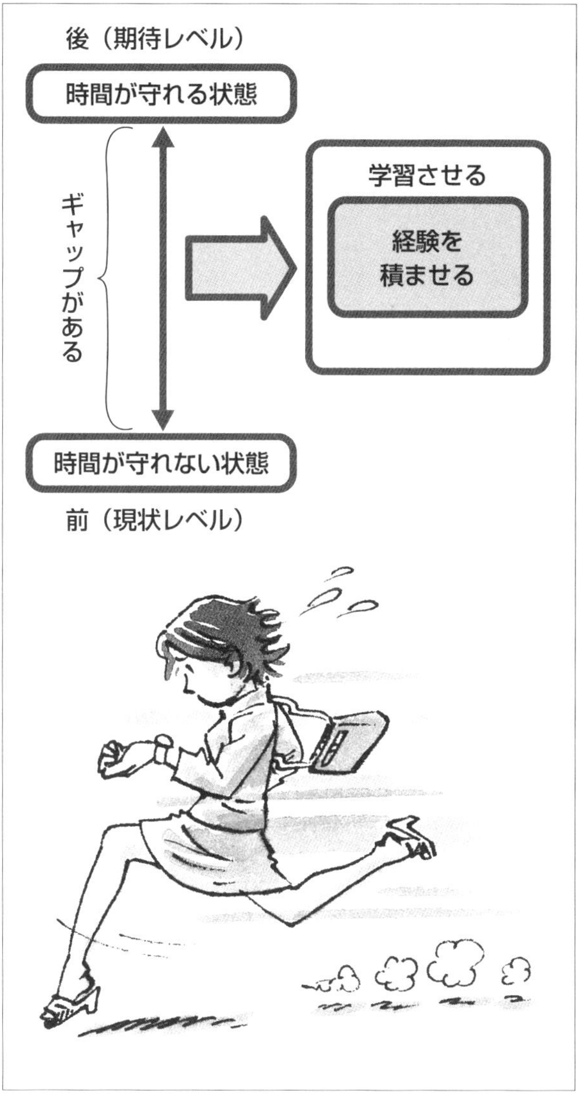

5 偶然ではなく意図的に学習させる

先ほどの2つの学習事例（ネズミと時間にルーズな新人の田中さんのケース）は、いずれも偶然から（たまたま）学習した事例と考えることができます。しかし、スタッフの育成は限られた時間で、可能な限り短時間で行う必要があることから考えても、意図的かつ効果・効率的に学習させなければなりません。

では、実際にある企業における意図的な学習のさせ方を参考までに説明しましょう。

【ある生命保険会社の事例】

その会社では、4月に入社した社員を、次のように育成していきます。当面の期待レベルとして、9月末までに次のような力を身につけることです。

> **期待レベル**：「新規の保険契約を、1ヵ月に1件獲得できる営業ノウハウを身につけること」

そこで、この会社では、この営業ノウハウを身につけるために、新人に次のような経験を積ませます。

その日は、ある住宅街の駅前に集合となります。コーチは対象者全員がそろうと、10人を1列に並べ、住宅街に入っていきます。アヒルの行列のイメージです。先頭を歩いているコーチが、ある家の前で新人の山田さんに指示を出します。

> コーチ「このお宅に対して商談をしてみなさい」

山田さんは、小声で返事をしながら、門にあるインターホンを指で押します。

> お客様「どなた様ですか?」
> 山田「あ、あの、お世話になります。○○生命保険の山田です」
> お客様「保険会社の方ですか?」
> 山田「はい。そうです」
> お客様「すみません。保険は結構ですので……」
> 山田「そうですか。失礼いたしました」

山田「うまくいきませんでした」
コーチ「そうか。次頑張れ！」
山田「はい」

といって、山田さんは列の最後尾に並びます。

次は、田中さんの出番です。しかし、同様に田中さんもあっさり戻ってきてしまいます。

山田さんと田中さんとの間で、「なかなか難しいね」というような言葉が交わされます。

このように、この保険会社では、いわゆる「飛び込み訪問70軒」という課題（テーマ）に取り組ませるのです。その目的は何でしょうか？

> **学習の目的**‥「お客様のご自宅の玄関の中に入れてもらうノウハウを獲得すること」

契約を獲得するためには、本腰を入れた商談が必要です。そのためには、まずは家の中に入れてもらうことです。実は、これが大きな関門なのです。門に備え付けてあるインターホン越しでは、商談はけっして成立しないのです。家の中に入れてもらえることは、お客様からとりあえず信頼を獲得できた証でもあります。そして、家の中でさらに詳しい商談を重ねることで、契約がいただけるのです。

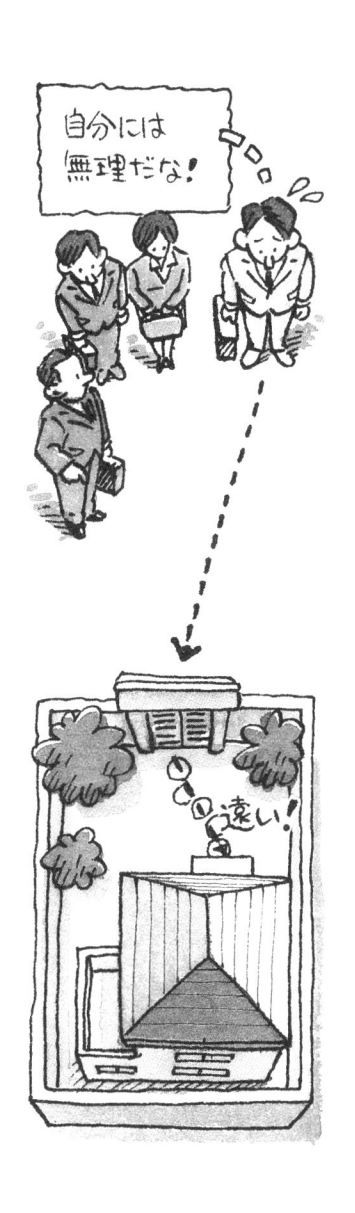

第2章　コーチング（学習支援・促進型指導）の意味とネライ

営業担当者にとって、門から玄関までは、実際の距離よりもはるかに遠いものなのです。

この距離を埋めていくためのノウハウ、つまり、まずは家の中に入れてもらうノウハウを身につける必要があるのです。

保険会社では「それなりに努力すれば70回に1、2度は、実際にお客様と玄関先で商談をする場にたどり着ける」という経験知をよりどころに、新人に対してこのようなテーマを課すのです（他の学習のさせ方もいろいろあるでしょうが）。

この成功体験から、コツを自分自身でつかむのです。コーチは、新人に対して意図的に経験させていますが、学習者（新人）の感覚としては、ネズミが箱の中に閉じ込められて、偶然に脱出できたケースに近いですね。

6 自分で考えて実践（試行錯誤）することが重要！

「学習支援・促進型」の指導では、学習プロセスを大切にします。このプロセスが学力そのものを育てるからです。「学習している」とは「どうしたら上達できるのかをスタッフ自身が考えて、試行錯誤を繰り返している」ような状態です。

では、ノウハウ獲得までの前述の山田さんの学習プロセスを確認してみましょう。

さすがに山田さんも、10軒も続けて門前払いされると、「このまま同じことを繰り返しても、進歩がないな？」と考えるようになります。断られても、それで終わってはダメだと感じはじめます。そこから試行錯誤がはじまるのです。

【11回目から始まる試行錯誤】

「断られたときのための台詞をあらかじめ用意してチャレンジしてみよう！」

案の定、11軒目もお客様からお断わりの言葉が投げかけられました。今度は「待ってた！」とばかりに、

第2章 コーチング（学習支援・促進型指導）の意味とネライ

山田「……とおっしゃいますと、最近、新しい保険にご加入されたのですか？」

と切り返してみます。すると、

お客様「そう。昨年ね」

山田「そうですか。それは、新しいタイプの○○というものですか？」

お客様「そうですけど……」

山田「それでしたら……」

などと、以前よりも話が続くようになりました。

山田さんは、このような試行錯誤を繰り返しながら少しずつではありますが、営業のノウハウをつかみはじめます。そして、70回程度の試行錯誤の結果、実際に玄関内にたどり着くことに成功するわけです。

「2日間、70軒の飛び込み訪問という試行錯誤により営業ノウハウを獲得する学習ができた」

これは、山田さんにとっては有効な経験であったはずですし、保険会社にとっては費用

51

対効果を鑑みても、今後も継続すべき効果的な学習のさせ方と認識しているわけです。医院に入った新人スタッフに対し、コーチングを実践する場合には、新人に対しどのようなテーマ（課題）に取り組ませるかを、あらかじめ考えておく必要があります。

ここで一つ確認しておきます。

「70軒の飛び込み営業によって玄関に入るノウハウを獲得する」を課題（取り組むテーマ）と呼びます。言い換えれば「課題に取り組み、それを達成する経験を通じて、ノウハウを習得することができる」となります。

ところで、山田さんが獲得したものは営業ノウハウだけでしょうか？　それだけではありません。学習支援・促進型指導は、単にノウハウを習得させるという目的だけでなく、達成感や成長した感覚、あるいは自分自身に対して自信を持たせる・高めることもネライとしているのです。

しかも、これらの感覚は、お金を積めばどこかで手に入れることができるものではなく、学習経験の中でしか得ることができない、といっても過言ではありません。

それでは、コーチング（学習支援・促進型の指導）のメリットについて説明しておきましょう。

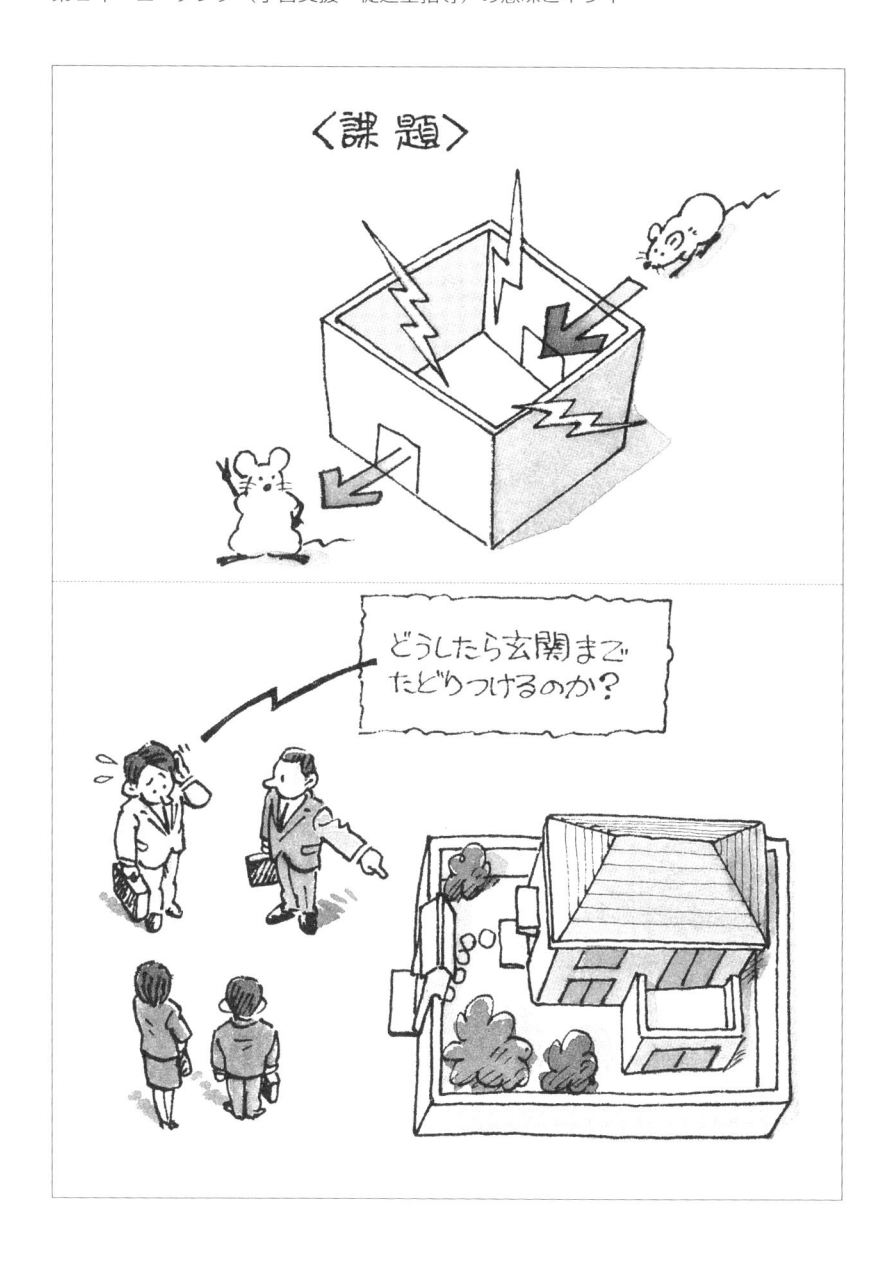

第2章 コーチング（学習支援・促進型指導）の意味とネライ

7 コーチング（学習支援・促進型指導）のメリット

「学習支援・促進型指導」では、スタッフは満足感を得ることができます。一方、「指示中心型の指導」では、スタッフはやらされ感が強くなり、衛生的な要因に関心が向かう！　どういうことでしょうか？

指導者の指示や命令などによって、やらされ感覚の中でモノゴトに取り組んでいると、スタッフの内面では、次のような思いが高まっていきます。

「一生懸命にやっているのだから、できた暁にはそれなりの（金銭的な）報酬はもらえるのだろうな！」というような期待感です。そして仮に、スタッフ自身が考えている期待よりも報酬が少ないと、「こんなに頑張ったのに、これしかもらえないのか？」と不平をもらすことでしょう。仮に期待どおりの報酬であったとしても「当然」となります。

このように、処遇・待遇などは〝衛生要因〟と呼ばれ、不満の要因となります。つまり、給料が少ないと不満のタネにはなるが、たとえ期待どおりであっても満足感にはつながらないものです。オフィスもきれいなほうがよいのは当然です。でも、きれいなオフィスだ

第2章 コーチング（学習支援・促進型指導）の意味とネライ

からといって仕事そのものに対するモチベーションが高まるかといえば、必ずしもそうではありません。しかし、汚いオフィスであれば不満は高まります。

人にはこのような側面があることが、いろいろな研究でわかっています。

それに対し、スタッフ自ら課題をクリアするために試行錯誤を繰り返し、やっとの思いでそれをクリアできたときには、満足感を得ることができます。そこで得られる満足感とは、達成感やひと回り成長できた感覚、やり方がわかって自分でコントロールできるようになる仕事そのものに対する面白さなどです。

では、保険会社の山田さんのケースで考えてみましょう。

おそらく、課題に取り組みはじめたころは、ノウハウを身につけていないために、お客様に断られ続けます。それが続くと徐々に自信を失い、自分の能力に限界などを感じたりします。当然、このような状況では面白さなどは微塵も感じられなかったはずです。それもそのはず、会社の業務命令でやらされているわけですから。

でも、試行錯誤を繰り返しながら少しずつ進歩してくると、徐々に営業が面白くなり、自信がわいてきます。そして「なんとかなりそうだから、もう少し頑張ってみるか！」というように、自分で自分を励まし、さらに試行錯誤を繰り返すようになります。

やがて、決定的なことが起こります。それは「玄関にお入りください」というお客様の

ひと声です。そのとき「ついにできた！」という達成感、あるいはひと回り成長した感覚が得られるのです。もちろん、失いかけた自信も取り戻すこともできます。

では、ここで興味深い事例を紹介しましょう。

【事例：ある人材派遣会社（A社）の場合】

A社に登録したスタッフは、A社の要請によって、ある職場に派遣されていきます。実際、その派遣先で長続きするスタッフとそうでないスタッフがいますが、その要因はスタッフ自身によるものと、もう一つ大きな要因として次のようなケースがあるというのです。

それは、派遣先で任される（与えられる）仕事量が少ない場合です。この要因について読者の皆さんは「意外？」と感じますか？ おそらく「仕事量が少なければ、楽に収入が得られるのですから、逆に定着するのでは？」と考えるのが普通ではないでしょうか？

A社では「仕事量が少ない（やることがない）とスタッフは辞めてしまう」と、経験的に認識していますから、A社の営業担当者は月に一度行う派遣スタッフとの面談には、次のような姿勢で臨んでいるといいます。

――「仕事量や残業が多すぎる」などの派遣スタッフの不満については、話をよく聴いてあげて、少しでも不満をやわらげることに努める。このような関わりがきわめて重要。したがって、面接でスタッフの話を聴く（聴く技法については第5章を参照）こ

56

第2章 コーチング（学習支援・促進型指導）の意味とネライ

とに努める。その結果、スタッフは、自分の不満を理解してもらえたことで不満が解消され、その後も比較的仕事を続ける傾向にある。

――「派遣先での仕事が少ない」という不満は要注意！　この場合、何らかの対応をしないとスタッフは辞めてしまう可能性が高い。したがって、現状をよく把握して、派遣先の職場の管理者に対応を求め、仕事の割り振りなどを変えてもらうことに努める。

人を伸ばすためには「責任を持たせて任せること」とよくいわれます。この事例はそれを象徴するようなものです。人は収入を得るために働きますが、いくら収入を得られたとしても、それだけでは満足はしないということです。

同じ対価を他の医院でも得ることが可能であれば、より満足要因を得られるほうに自分を持っていきたいと考えるのです。逆に、少しくらい待遇が悪くても、自分の成長の糧となるものが得られるのであれば、やりがいを感じて取り組んでくれるでしょう。

A社の場合、派遣スタッフの得られる時給は同じですから、「派遣されるのなら、少しでも満足要因の得られる環境で」ということなのでしょう。

「スタッフの定着率の低さややる気のなさ」などの改善を、処遇改善のみに見出すのではなく、満足要因にも配慮が必要です。たとえば、スタッフに学習経験を意図的に与え、達成感や成長感などを感じることができる「学習の場をつくる」などが考えられます。

第3章

コーチングを実践するときの枠組みとコーチの役割

1 スタッフ自身に「どうなりたいか」「どうすればなれるか」を考えさせる

コーチングを実践する場合は、「スタッフ自身にどうなりたいか?」、そして「どうしたら上達できるか?」を考えさせるように行うとよいでしょう。

コーチングは、学習を支援・促進して期待レベルに導く指導です。したがって、スタッフにコーチングを実践する場合には、「人が主体的に学習に取り組んでいる状況」をイメージするとよいでしょう。

では、具体的な事例で説明してみましょう。

〔あるゲームセンターで〕

的をねらって矢を射るというゲームをイメージしてください。10発中7発命中となれば豪華景品がもらえるというゲームです。

お父さんは、家族の期待を背負い、お父さんはそのゲームにチャレンジします。的をねらって矢を放ちました。が、矢は的に当たりません。

60

第3章 コーチングを実践するときの枠組みとコーチの役割

「あれ？ 確かに的を狙って矢を放ったつもりだが……。思っている以上に難しいぞ、これは！」（学習意欲が高まる）

家族の期待に応えるためにお父さんは、次は的に当てたいと考え、ノウハウ習得のために学習をはじめます。それは、どのような学習方法なのでしょうか？

【お父さんの学習プロセス】

「思ったよりも難しいぞ。誰か当てることのできる上手な人はいないかな？」と考え、他の人のプレーを観察します。そして、矢が的に当たった人を見つけることに成功します。さっそく、その人のやり方を見本として学習がはじまります。

「なるほど、あのようにやるのか？」（見本を探す）
「どうして、自分はあのようにできないのだろうか？」（原因究明）
「どうすれば、そのようにできるのだろうか？」（課題形成）
「自分のやり方とどこが違うのだろうか？」（ギャップを探す）
「よし、次はこんなふうにやってみよう！」（実行）
「1回目よりも的に近づいたぞ！」（結果・評価）
「残りは、あと8回だな」
「あとは、どこが足りないのだろうか？」（次の課題形成）

というように、主体的に試行錯誤を繰り返し学習していきます。

61

2 コーチングの枠組み ――学習に必要な3つのステップ

では、前項で取り上げた「お父さんの学習プロセス」を参考にして「コーチングの枠組み」をつくってみましょう。

ステップ1：「期待レベル」と「現状レベル」とのギャップを明確にし、ギャップが生じる原因を究明して課題を形成する段階

ステップ2：「課題」に取り組む（実行してみる）段階

ステップ3：「課題」に取り組んだ結果、上達できたかどうか、あるいはノウハウが身についたかどうかを「評価」し、上達するために「次の課題形成」を行う段階

これを図にすると、次ページのようになります〔図表7〕。「期待レベル」「現状レベル」を把握し、ギャップはどうなっているか？ なぜギャップが生じるのか？ そのギャップを縮めるために何をすればよいのか？ を明らかにしていくことになります。

第３章　コーチングを実践するときの枠組みとコーチの役割

〔図表７〕

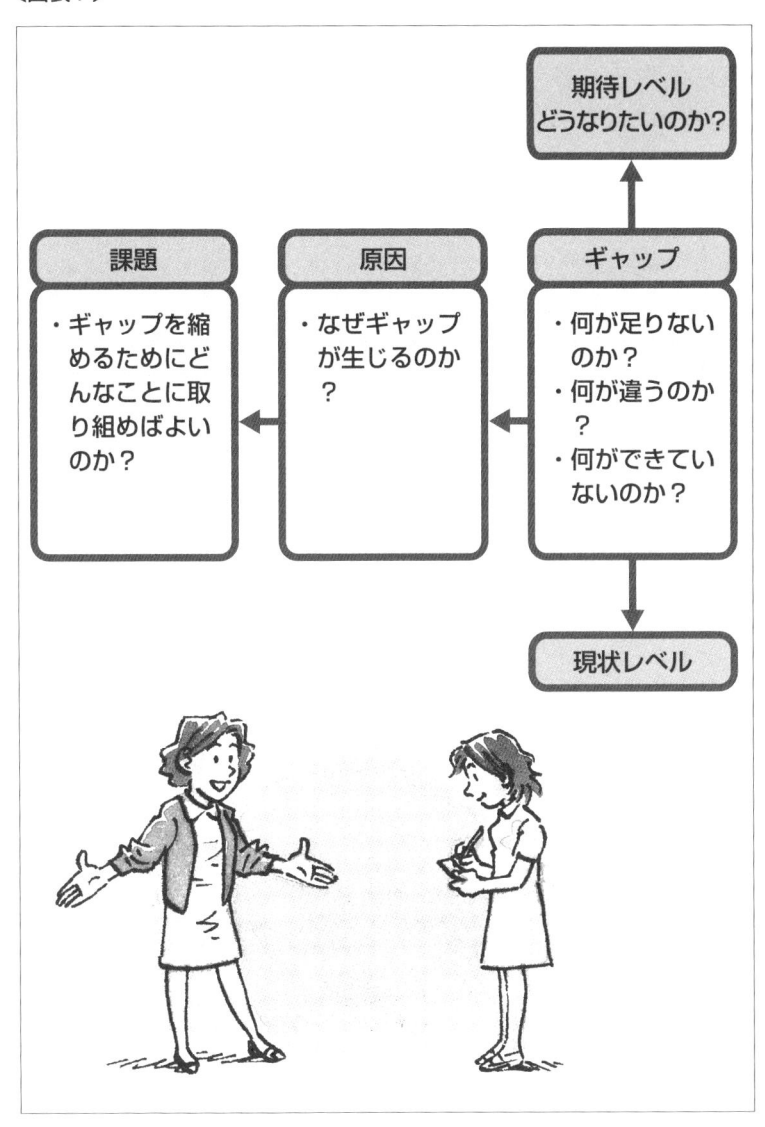

課題	原因	ギャップ
・ギャップを縮めるためにどんなことに取り組めばよいのか？	・なぜギャップが生じるのか？	・何が足りないのか？ ・何が違うのか？ ・何ができていないのか？

期待レベル
どうなりたいのか？

現状レベル

次項で、より理解を深めるために「事例」を示すことにしましょう。

63

3 コーチングの事例(1)
――よい点を指摘し学習意欲を高める

早速、新人のAさんに院長が直接コーチングを行います。コーチングのテーマは「受付の手続を患者さんに対して説明できるようになる」です。

①期待レベルを示す

院長「では、今、私が説明したとおり、患者さんに対する受付手続の説明をしてもらいます。よろしいですか?」

新人「はい」

院長「では、一度見本をやってみせるからよく見ているのだよ。次はあなたに実際にやってもらいますから……」

新人「はい。わかりました」

院長(……実際にやってみせる)

院長「いかがですか? できそうですか? 説明の仕方について質問はありますか? なければ早速やってください」

第3章　コーチングを実践するときの枠組みとコーチの役割

②現状レベル

新　人「ではやってみます」

〈新人に実際に説明してもらう〉

新　人「できました」

③ギャップの確認

院　長「うん。実際にやってみてどうでしたか？」
新　人「意外と難しいですね。うまくできていないと思います」
院　長「そうですか、どこがうまくできていないと思うのですか？」
新　人「従来制度との違いのところが、うまく説明できていないように思います」

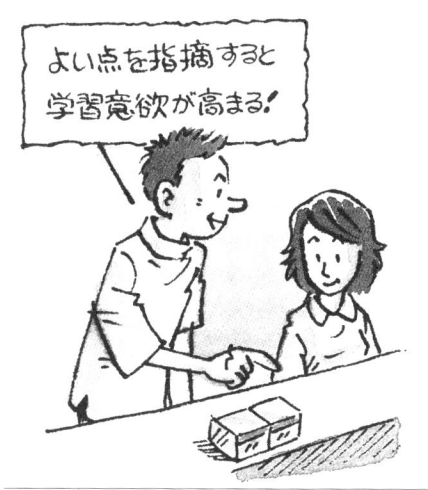

④課題形成

院　長「そうですか。従来制度との違いの説明が難しかったということですね。でも説明のスピードは適切で

〔イラスト内テキスト〕よい点を指摘すると学習意欲が高まる！

④課題形成

新人「そうですか。あっ、ありがとうございます」

院長「ところで、従来制度の説明がうまくできなかった原因を自分ではどう考えますか? なんでもいいから意見を出してください」

新人「そうですね。たとえば……かしら」

院長「いろいろ原因があるようだけど。次はどんな点に注意すれば、1回目の説明よりも上達すると思うかい?」

新人「そうですね」

院長「なるほど、そうですか。では、そのような説明の仕方に変えて、もう一度やってみましょう」

新人「はじめに新制度の説明をしたほうがよいと思います」

⑤実行

新人「はい、やってみます」

← *コーチは新人が実行している様子を観察します*

新人「2回目はいかがでしょうか?」

院長「うん、Aさんはどのように感じましたか?」

66

第3章 コーチングを実践するときの枠組みとコーチの役割

⑥評価＆次の課題形成

新 人「はい、1回目よりもスムーズにできたと思います」
院 長「そうだね。具体的にどこがよかったと思っているのかい？」
新 人「はい、はじめに新制度の概要を説明したので、よりわかりやすくなったと思います」
院 長「そうだね。私もそう思うよ。それに、1回目よりも落ち着いてできた点もいいね」
新 人「ありがとうございます」
院 長「では、さらによくするためには、どんな点に注意すればいいかな？」
新 人「そうですね……」

4 コーチングを図式化してみると……

それでは、事例の展開を図式化して、流れが見えるようにしてみましょう。

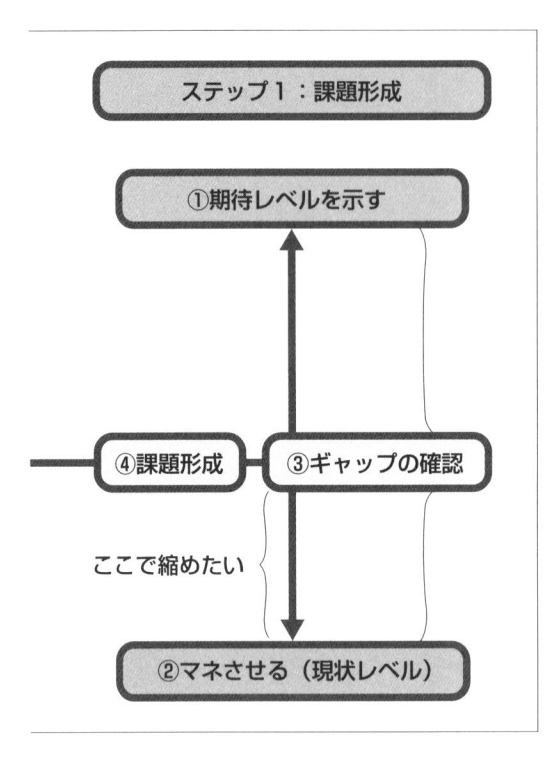

```
ステップ１：課題形成

①期待レベルを示す
        ↑
④課題形成  ③ギャップの確認
        ↕ ここで縮めたい
②マネさせる（現状レベル）
```

① 見本を見せて期待レベルのイメージをつかんでもらいます。
② スタッフに、見本のマネをして実践してもらいます。その状態が現状レベルになります。
③ 期待レベルとのギャップ（違いやできていないことなど）を明確に

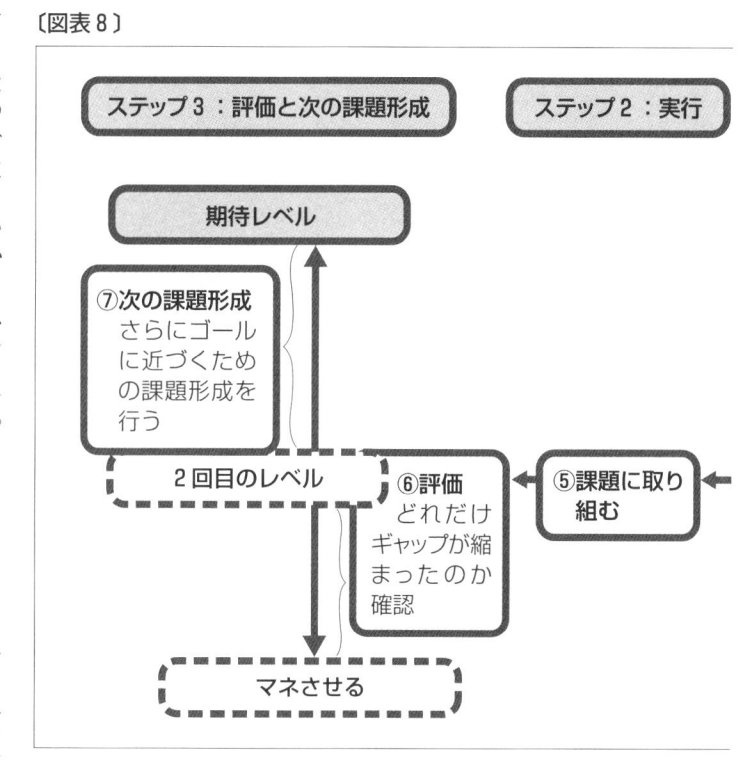

第３章　コーチングを実践するときの枠組みとコーチの役割

〔図表８〕

ステップ３：評価と次の課題形成　　ステップ２：実行

期待レベル

⑦次の課題形成
さらにゴールに近づくための課題形成を行う

２回目のレベル　⑥評価　どれだけギャップが縮まったのか確認　　⑤課題に取り組む

マネさせる

します。
④ギャップを縮めるための課題を形成します。
⑤再度実行します。
⑥評価します。
⑦さらに、見本に近づくために課題形成を行います。

こうして図式化することで、コーチングのイメージが、かなりつかめてきたのではないかと思います。さらにコーチングに慣れていただくために、次項でいくつか簡単な事例を取り上げることにします。

69

5 コーチングの事例(2)──受付応対業務編

「やってみせ、言って聞かせて、させてみて、ほめてやらねば、人は動かじ！」

これは、連合艦隊司令長官・山本五十六氏の有名な語録です。山本氏の指導の下で有能な人材が輩出されたわけですが、指導のコツを端的に表現すると、このような表現になるのでしょう。山本氏も「学習支援・促進型の指導」であったことが、この語録から読みとれます。コーチングのテーマは受付の応対業務です。

では、次の事例ですが、山本氏の語録のステップに類似したものになっています。コーチングのテーマは受付の応対業務です。

〈受付応対業務のコーチングの事例〉

院　長「それでは、さっそく受付業務を学習してもらいます」

院　長「はじめに受付業務の内容を説明します。説明が終わったら、一度見本をやって見せます。見本は、先輩の斉藤さんにやってもらいます。見本を見た後は、実際にやってもらいますから、よく観察していてください」

を示す

第3章 コーチングを実践するときの枠組みとコーチの役割

①期待レベル

院長「それでは、説明をはじめます」
新人「はい。承知しました」
院長「説明は終わりです。では、斉藤さん、挨拶の仕方からやってくださいね」
斉藤「はい、ではよく観察してくださいね」(挨拶をしてみせる)
院長「どうですか?」
新人「よくわかりました」

②現状レベル

院長「では、一度やってみてください」
新人「はい」
新人(挨拶をする)

③ギャップの確認

院長「やってみていかがですか?」
新人「実際やってみると、斉藤さんのようにできません」
院長「どこが、難しかったですか?」
新人「動作が速くなってしまいました」

71

③ギャップの確認

院長「なるほど。他にはありませんか？」

新人「ちょっとわかりませんが……」

院長「そうか。たしかに動作は少し速いね。もう少しゆっくりやったほうがいいね。でも、初めてにしては、よかったよ。患者さんの目をちゃんとみて挨拶していたよね。患者さんの目を見て挨拶することはとても大切なんだ。どうしてだと思う？」

新人「そのほうが、感じがいいと思います」

院長「では、患者さんの目を見ないで挨拶するやり方を、先輩の斉藤さんにやってもらいましょう」（新人は、その様子を観察している）

院長「いかがですか？」

新人「なにか、軽んじられたというか、感じ悪いですね」

院長「そうだね。したがって、患者さんの目を見て挨拶することは、これからも確実にやってください。これは、約束です。さて、動作が速いという反省点がありましたが、どうして速くなってしまったのだろうか？」

新人「そうですね。前職の経験でしょうか？前は小さな弁当屋さんでアルバイトをしていたのですが、その時の経験が抜けなくって……」

と課題形成

院長「なるほど。では、ゆっくりできるためのコツは何かないかい？」

第3章 コーチングを実践するときの枠組みとコーチの役割

〔図表9〕

見本を見せる

Q1
見本とどこが違いますか？

Q2
どうしてギャップが生じるのですか？

Q3
どうすれば見本に近づきますか？

スタッフにやらせる

私の応対には見本とだいぶギャップがありますね……。

⑤再実行　　　**④原因究明**

新人「コツですか？」
院長「そう、たとえばゆっくりおもてなしをされた経験とか？」
新人「この前行ったホテルのレストランの応対はよかったと感じました」
院長「具体的にどこが、よかったの？」
新人「一つひとつ丁寧でした」
院長「では、その一つひとつ丁寧を意識してやってみよう」
新人「はい、わかりました」

73

6 コーチングの事例(3)──資料づくり編

コーチングを行う場合に、とくに重要視したいことは、**期待レベルを具体的にするということ**と、**期待レベルと現状レベルとの間のギャップを明確にすることです**。もちろん、どちらもスタッフ自身に考えさせなくてはなりません。

山田院長は、1週間前に直接スタッフの斉藤さんに「患者さんに配布する資料」をつくるように指示しました。現在の資料の出来具合を確認するために、山田院長は斉藤さんに現在の進捗状況を報告させます。

山田院長は、斉藤さんが納得のいく資料ができるように、そして、資料づくりに必要なノウハウを習得できるように、コーチングを行います。

─〈資料づくりのコーチングの事例〉─

院　長「どうだ、資料づくりはすすんでいるかい？ ちょっと見せてくれるか？」

斉　藤「えっ、はい」

74

第3章　コーチングを実践するときの枠組みとコーチの役割

①期待レベルの確認

院長「(資料を見て、うなずきながら)まだわかってないようだな」
斉藤「斉藤さんはどんな資料にしたいのかな。自分のイメージだ」
院長「そうですね。とにかく読み手にわかりやすい資料にしたいです」
斉藤「そうか、では、自分のイメージと比べて、今現在の資料の出来は何点くらいだい？」

②現状レベル

斉藤「はい、これです」
院長「そうか、この前私が見せた資料を出して」
斉藤「うん、なんとなくなんですが……」
院長「厳しいな。何が足りないんだ」
斉藤「そうですね。60点でしょうか」

③ギャップの確認

院長「この資料と斉藤さんがつくった資料ではどこが違う？」
斉藤「これ、見やすくて、わかりやすいですよね」
院長「具体的には？」
斉藤「そうですね……、図が多いですね」

③ギャップの確認

院長「そうだね。それだけか?」

斉藤「えっ、……あっ、図の位置が決まっていますね。そうか、私の場合は図が多いけど、位置がマチマチなので見づらいのですね」

院長「いいことに気づいたな。……まだあるぞ」

斉藤「まだ……?」

院長「色の使い方はどうだ?」

斉藤「こちらのほうは薄いですね。色数も意外と少ないですね」

院長「そうだね。基本的に薄い色を使うこと。さらに、色の数は少ないほうがシンプルで見やすいぞ」

④課題形成

斉藤「自分の資料の足りない部分がよくわかりました」

院長「そうか。じゃあ斉藤さんのイメージに近づけるために気をつけることは?」

斉藤「はい、図の位置をパターン化する、そして、色は薄く、なるべく少ない種類の色にすることです」（課題形成がきわめて重要）

⑤実行

院　長「そうだな」
斉　藤「では、やってみます」
院　長「（頭で理解できても、実際にできないと学習したことにはならないからな）」（課題が明確になったらメンバーに任せる）

⑥評価＆次の課題形成

―次の日―

院　長「うん、うん、図の位置が固定されたことで見やすくなった。色合いもいいね」
斉　藤「ありがとうございます」
院　長「資料づくりのノウハウを学習したようだね」
斉　藤「はい！」
院　長「では、さらに見やすくするためにはどうすればいいと思う？」
斉　藤「はい、色を変えて……」

少し長いやり取りでしたが、イメージがつかめましたか？

斉藤さんが作成した現状の資料を見たときに、山田院長はギャップを感じました。それは、「見やすく、わかりやすい資料をつくるときのポイントがつかめていない（学習できていない）」というギャップです。ややもすると、ここでいきなり「見やすくわかりやすい資料にするためには、図を固定化して色数はあまり使いすぎないようにすればいいんだ。いいね！」と指示しがちです。

しかし山田院長は、コーチングのやり方とコーチングの効果を理解していましたから、そのような指示的指導ではなくコーチングを実践したのです。

山田院長のコーチングは、斉藤さんに見やすくわかりやすい資料をつくるノウハウを学習してもらうことを目的として実践しました。

具体的には、期待レベルをイメージさせるために、参考となる資料を見せ、さらに、現状レベルとのギャップを斉藤さん自身に気づいてもらうために、どこが違うのかを問いかけていったのです。

少し時間はかかるかもしれませんが、スタッフ自身に、このように学習させる指導も時には意識して行ってみてはいかがでしょうか？

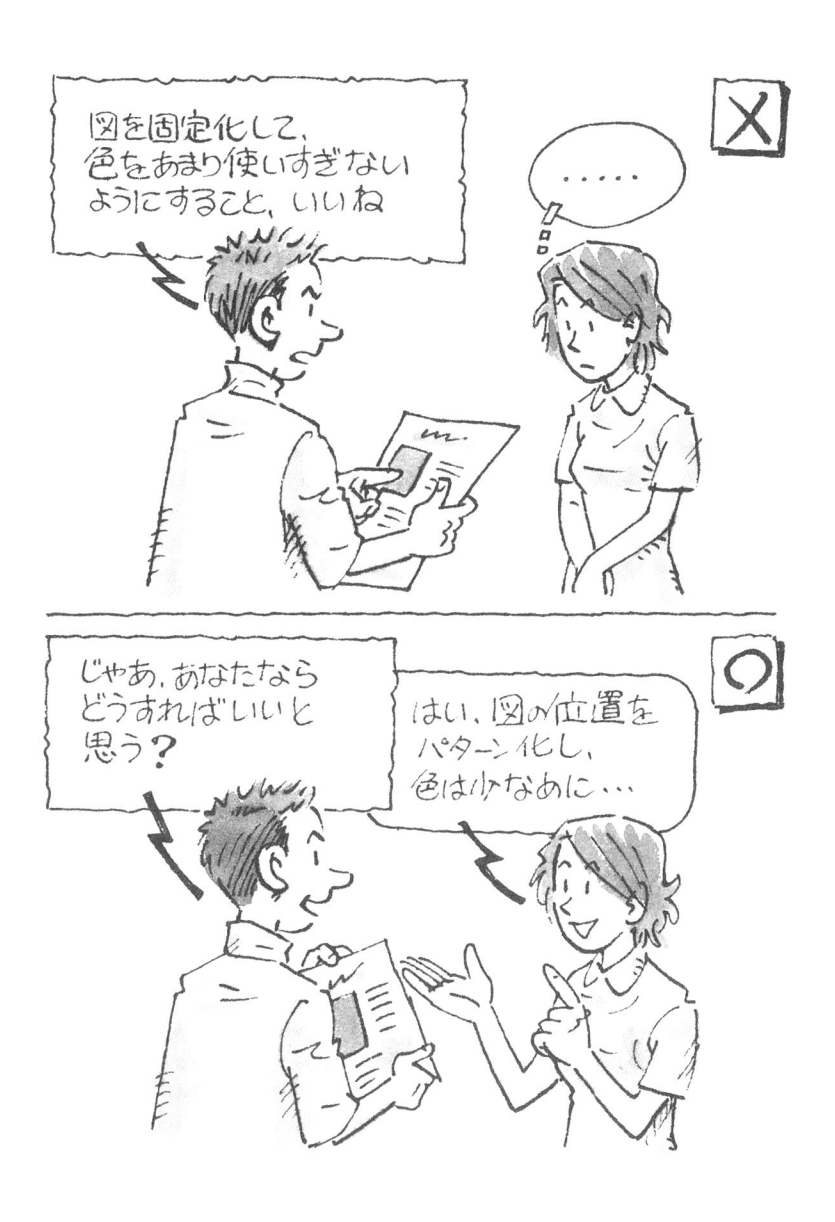

第3章 コーチングを実践するときの枠組みとコーチの役割

7 コーチの役割(1)「学習を支援する」とは スタッフの課題形成を行うこと

コーチングの定義は、スタッフの自律学習を支援・促進して期待レベルに導くことです。

つまり、コーチの役割は、スタッフの「学習を支援すること」と「学習を促進すること」の2つであり、それぞれ次のように認識しておくとよいでしょう。

○ 学習を支援するとは、期待を示して課題を形成すること
○ 学習を促進するとは、課題に前向きに取り組めるように動機づけを行うこと

コーチの存在は、スタッフにとって重要な存在です。ここで、コーチの役割を改めて確認しておきましょう。

たとえば、新しく採用したスタッフ（Aさん）に対するコーチングを考えてみましょう。Aさん自身に、いきなり期待レベルを考えてもらうことはあまり現実的ではありませんし、それは無理といっても過言ではないでしょう。人材が必要＝期待という前提で採用されているわけですから、まずは指導者が直接Aさんに対し、期待レベルを明確に示すこと

80

第3章　コーチングを実践するときの枠組みとコーチの役割

〔図表10〕

期待レベル
1件／月新規の契約が獲得できるスキル

期待レベルと課題はあらかじめ決められている。何も知らない新人に期待レベルと取り組む課題を考えさせるのは無理。

現状レベル
新人なので営業ノウハウはゼロ

になります。その内容には、具体的に任せる業務や仕事の内容と、それらがいつまでにできなくてはならないかというものが含まれるはずです。

たとえば、受付応対業務を2時間でマスターしてください、というのが「期待レベル」になります。あとは、第2章で話しましたように、コーチングを実践すればよいのです。

つまり、見本を見せて学習させるのです。

保険会社の山田さんの場合であれば、コーチから提示される「期待レベル」は、すでに説明したように、半年で、自分の力で毎月1件、新規の契約を獲得できるレベルになることです。

81

そして、「まずは玄関に入るノウハウを身につけることが必要」ということで、コーチは新人に対して「70軒の飛び込み訪問」という課題に取り組ませたのです（新人自ら「70軒の飛び込み訪問」というテーマは思いつかないでしょう）。

これら一連を、新人本人に考えさせることはあまり現実的ではありません。また、スタッフを1日も早く、しかも確実に期待レベルにまで育成していくためには、効果的な経験を積ませなくてはなりません。

その意味で、スタッフの学習を支援する役割の人が必要となります。これがコーチのひとつめの役割、つまり「学習を支援する」です。

「学習を支援するとは、期待レベルと現状とのギャップを明確にして、スタッフが取り組むべき課題形成することです」

中堅クラスのスタッフについても同じことです。指導者の期待レベルとくらべてスタッフの現状のレベルが足りているのか、そうでないのかはスタッフ自身では気づくことができないものです。

すでに示したように、金メダルを目指す選手であっても、金メダルレベルのプレーヤーになるためにはどのようなプレー（期待レベル）が要求されるのか？ そして、期待レベ

82

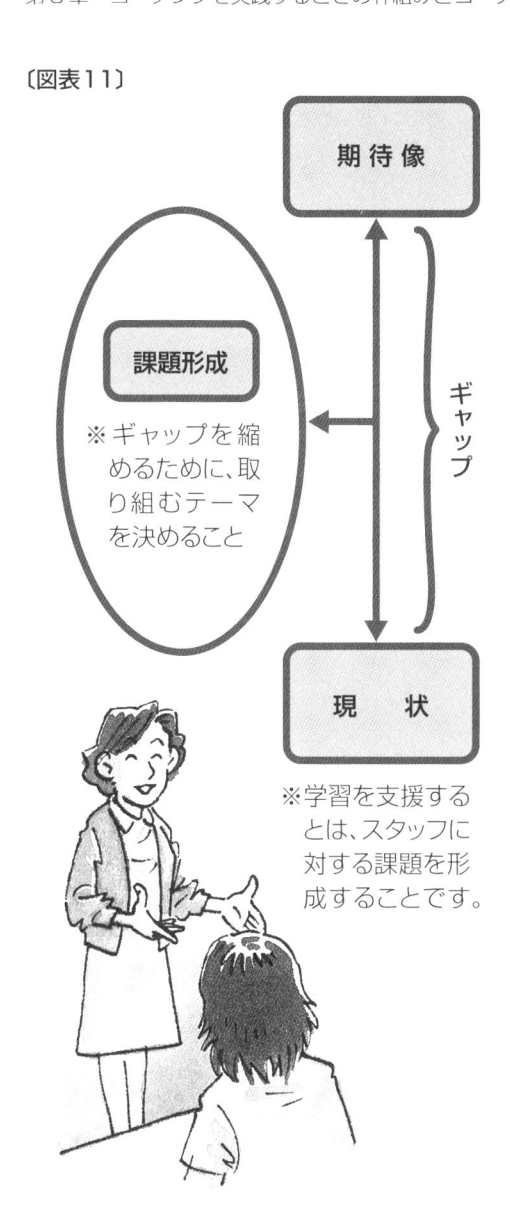

第３章　コーチングを実践するときの枠組みとコーチの役割

〔図表11〕

```
        ┌─────────┐
        │  期待像  │
        └─────────┘
            ↑
   ╭────────│────────╮
   │┌──────┐│         │
   ││課題形成││         │ギ
   │└──────┘│         │ャ
   │   ←    │         │ッ
   │ ※ギャップを縮    │プ
   │  めるために、取  │
   │  り組むテーマ    │
   │  を決めること    │
   ╰────────│────────╯
            ↓
        ┌─────────┐
        │  現  状  │
        └─────────┘

     ※学習を支援する
      とは、スタッフに
      対する課題を形
      成することです。
```

ルと現状のレベルとでは、何がどのくらい足りないのかを、選手本人だけで明確にすることは難しいということです。

したがって、指導者は客観的にスタッフのギャップ（足りない部分）を見つけて、ギャップを縮めるために取り組む課題を意図的に任せていくのです〔図表11〕。いずれにせよ、学習を支援する人が必要になります。

83

8 コーチの役割(2) 「学習を促進する」とは スタッフを動機づけること

課題が達成できなければ、スタッフの学習は成立しません。したがって、コーチは課題に前向きに取り組めるようにスタッフに対して動機づけを行い、学習させます。

コーチングでは、日々の対話によるコミュニケーションを重視して、スタッフの動機づけを行い、やる気を引き出していきます。

ネズミの学習を促進した大切な存在(役割)として電気がありました。この刺激がなければ、ネズミは箱の外に出るという課題に真剣に取り組まなかったのでしょう。つまり、ネズミにやる気を促し、試行錯誤を繰り返す状態をつくり出す役割をしています。試行錯誤を繰り返した結果、偶然ではありますが、箱の外に出ることができたわけです。この経験からネズミは学習したのです。したがって、スタッフの学習を促進する機能が必要となります。

コーチングの場合、電気の役割は、コーチが行うスタッフに対する動機づけに相当します。そして、コーチングの場合には、スタッフとの対話によるコミュニケーションを重視

第3章　コーチングを実践するときの枠組みとコーチの役割

〔図表12〕

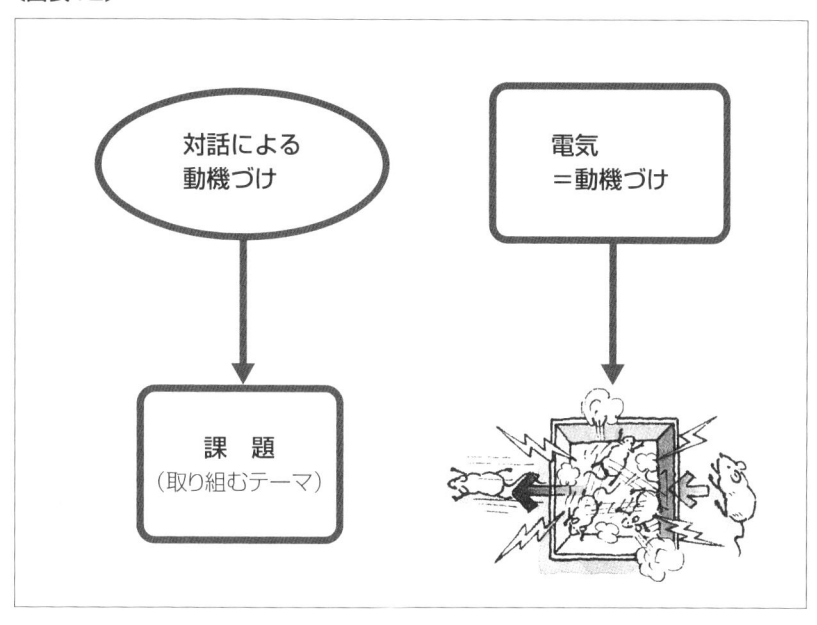

対話による動機づけ → 課題（取り組むテーマ）

電気＝動機づけ

して行ないます。もちろん、スタッフ自身が自ら課題に積極的に取り組んでくれるとありがたいのですが、なかなかうまい具合にならないのが現実でしょう。

そこで本書では、指導者が身につけておきたい"学習を促進する"コミュニケーションのスキルとして、第5章で「聴き方のスキル」「問いかけのスキル」、さらにスタッフのモチベーションをもっとも高めることができる「評価する（褒める）スキル」を、詳しく説明することにしています。「叱り方のスキル」についても、具体的に言及してあります。

85

9 スタッフの動機づけ──その(1)外発的動機づけ

コーチは、スタッフの学習を促進するために動機づけを行います。動機づけとは、人に行動を促すことですが、ここで「外発的動機づけ」と「内発的動機づけ」の2つの動機づけについて知識を深めておくことにします。

(1) 外発的動機づけ

「お小づかいをあげるから買い物に行ってくれない？」といわれたとき、「買い物に行くのはイヤだけど、お小づかいがもらえるのなら行ってもよい」と思い、実際に買い物に行くことにしたとします。「買い物に行く」行動を起こしたわけですが、それは「お小づかいをもらう」ことが目的です。

この場合のお小づかいのように、外から与えられる報酬を得たいがために行動をしている場合を、外発的に動機づけられている状態といいます。また、外から与えられる報酬のことを外発的報酬といいます。

86

(2) 2つの外発的報酬

> ○ **正の報酬**：自分にとって利益になるもの（褒美、賞金、昇給、昇格……など）
> ○ **負の報酬**：自分にとって不利益になるもの（罰、減給、降格……など）

冒頭で説明したネズミは、「電気」という刺激により一生懸命に学習に取り組みました（させられていたわけです）。もし、電気という刺激を与えなかったら、ネズミは箱の外に脱出するという課題に、真剣には取り組まなかったことでしょう。

(3) 外発的動機づけの特徴

外発的報酬があるとすぐに行動を起こす反面、それがなくなるとやめてしまうことになります。

したがって、外発的動機づけは、スタッフにすぐに学習させるためには効果的ですが、外発的な刺激がなくなると、学習に対する真剣さが低下するかもしれません。

10 スタッフの動機づけ──その(2)内発的動機づけ

「内発的動機づけ」とは、外から与えられる報酬を得るためでなく、内なる報酬、つまり、人の内面に満足をもたらす報酬を得たいがために行動するというものです。

(1) 内発的動機づけ

たとえば「あの人は、何が楽しくてあんなことをしているのだろうか？ 何かもらえるわけでもないのに……」というように、外から見ていても、その人がどうしてそのような行動をしているかわからないのですが、本人にしてみれば、それをすること自体が面白いために行動している場合です（趣味の場合をイメージしてください）。

このように、外から何か与えられるのではなく、自分の内なるご褒美（外発的報酬に対して内発的報酬といいます）を得たいがために行動をしているのです。この場合、内発的に動機づけられているといいます。

88

第3章　コーチングを実践するときの枠組みとコーチの役割

(2) 内発的報酬（の主なもの）

○ 面白さ‥それをすること自体が面白い
○ 達成感‥それをやり終えたときの満足感
○ 成長感‥モノゴトができるようになった時に得られる、自分が成長したという感覚

(3) 外発的動機づけから内発的動機づけへ導く

指導者であれば、スタッフが「以前の職場では達成感や成長感などが味わえなかったが、今の職場では、このような感覚が味わえるから長く続けられる、続けたい！」と感じるような職場にしたいと考えるはずです。その場合、外発的動機づけと内発的動機づけを使い分けるとよいでしょう。

冒頭の保険会社の山田さんのケースで考えてみましょう。

初期の段階では、山田さんは「早く終えたいな、なんでこんなことをする必要があるのだろうか？」のように、やらされ感覚の中で取り組んでいたことでしょう。スタッフを育成する場合、スタッフには未知の経験を積ませることが多くなります。したがって、スタッフの多くは「こんなことは自分には無理だ。なぜこんな課題に取り組む必要があるのか？」

などと、今の状況を後ろ向きに考えがちになります。

結局、山田さんは業務命令により外発的に動機づけられたことになります。しかし、それはそれでよいのです。前項で説明したように、外発的動機づけは人をすぐに行動させることができます。

仮に、コーチがこのような課題を用意しなければ、スタッフは自ら厳しい課題に取り組むこともしないでしょう。したがって、このような環境にスタッフを強いておくコーチの存在が必要になります。

しかし、（山田さん本人が好むと好まざるとにかかわらず）おかれた環境の中で、山田さん自身が試行錯誤しながら取り組み、その結果として、少しずつ成果が現れると状況は変わってきます。それは、山田さんの内面的な変化です。

「自分のやり方しだいで成果が得られる、自分は有能である」というような感覚（これを自己効力感と呼びます）が高まってきます。つまり、徐々に内発的に動機づけられるようになるのです。そのような動機づけに支えられ、さらに試行錯誤を繰り返すことにより玄関内に到達できるのです。その時はかなりの満足感を感じることができます。苦労すれば苦労するほど、高い満足感が得ることができるのです。

こうなると、それだけでは満足できずに、さらに高い目標を自ら掲げるようになります。つまり、最終目標である「1件獲得を1日も早くやり遂げてみたい！」というように、主

90

第3章 コーチングを実践するときの枠組みとコーチの役割

〔図表13〕

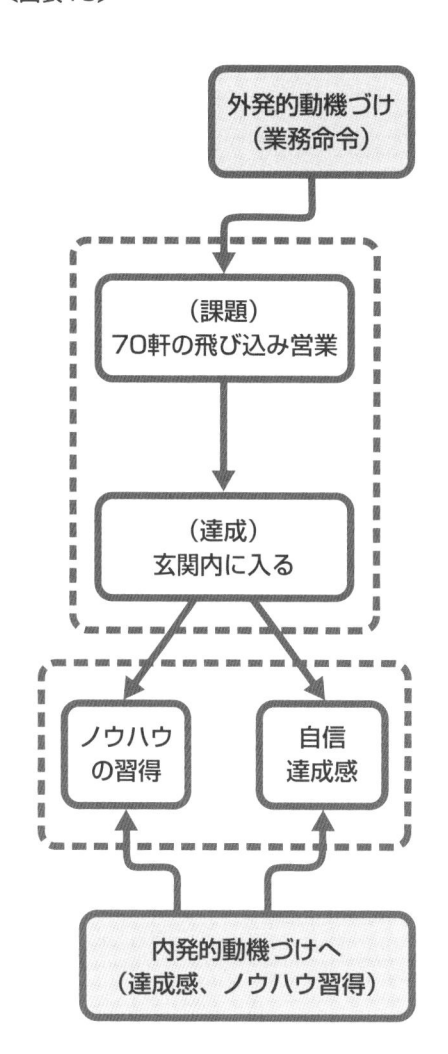

```
        ┌──────────────┐
        │ 外発的動機づけ │
        │  （業務命令）  │
        └──────┬───────┘
               ↓
    ┌ ─ ─ ─ ─ ─ ─ ─ ─ ─ ─ ┐
    │  ┌──────────────┐  │
    │  │    （課題）    │  │
    │  │ 70軒の飛び込み営業 │  │
    │  └──────┬───────┘  │
    │         ↓           │
    │  ┌──────────────┐  │
    │  │    （達成）    │  │
    │  │   玄関内に入る   │  │
    │  └──┬────────┬──┘  │
    └ ─ ─ │ ─ ─ ─ ─│ ─ ─ ┘
          ↓        ↓
    ┌ ─ ─ │ ─ ─ ─ ─│ ─ ─ ┐
    │ ┌───┴──┐ ┌──┴───┐ │
    │ │ノウハウ│ │ 自信 │ │
    │ │の習得 │ │達成感│ │
    │ └───┬──┘ └──┬───┘ │
    └ ─ ─ │ ─ ─ ─ ─│ ─ ─ ┘
          ↑        ↑
        ┌─┴────────┴─┐
        │ 内発的動機づけへ │
        │（達成感、ノウハウ習得）│
        └──────────────┘
```

体性が高まっていきます。

スタッフを育成しようとする場合、多くは外発的に動機づけるわけですが、スタッフ自らの努力によって課題を達成できるように導くことができれば、スタッフは内発的に動機づけられます。このような、経験が多いほど、スタッフは学習していることになります。学習することが多く、成長する感覚が持てる医院であれば、スタッフの定着率が高まるだけでなく、明るくイキイキやりがいを感じながら、仕事に前向きなスタッフに支えられた素敵な医院が実現できるでしょう。

91

11 指導者が強制的に変化を創り出す
――マンネリから抜け出させる

ノウハウを身につけて、ひと通りのことができるようになると、徐々にマンネリが始まります。スタッフ自身もマンネリに危機感は持っていますが、自ら変わることはできないものです。

人は、たとえば任された業務がひと通りできるようになる、つまりノウハウを獲得し、自分でコントロールできるようになると、面白さを感じることができるようになる半面、マンネリも始まります。

スタッフ自身も「最近、マンネリ化しているな？ この仕事をはじめたころは新鮮で刺激もあったけど……」と、以前を振り返るようになります。人は、毎日同じことが単調に繰り返されると安定感が得られるものの、逆に刺激のない毎日に不満も出てきます。変化がない生活に飽きてくるのです。つまり、マンネリ感が芽生えてきます。

そうであれば「生活や仕事にも、変化を自ら創ればいいのではないか」と思いますが、これがなかなかそうもいかないのです。

保険会社の山田さんの場合を例に説明をしましょう。

第3章 コーチングを実践するときの枠組みとコーチの役割

「最近、山田さんも営業のやり方がマンネリ化しているから、少し変えてみれば?」と指摘されました。しかし、山田さんが苦労して身につけた営業ノウハウです。このノウハウで食べていけるようになったのですから、あえてこのノウハウを捨てる必要はないと考えるのが普通です。

また、苦労して手に入れたものほど、大事にしたいという気持ちのほうがよくわかります。しかも、これから新たなノウハウを獲得するといっても、同じような苦労はしたくないし、手に入れたからといって、成功するという保障もないわけですから、あえて変化を創り出すことは多くの人はしないものです。

要は、変えたいけれどリスクは抱えたくない、マンネリ化したときには、本人がこのようなことを考え、モヤモヤしているのです。モヤモヤしていることは本人の問題なので、放っておいてもよいのですが、それが影響して、目の前の仕事に集中できないような状態では困りものです。

したがって、指導者は、仕事が慣れたころを見はからって、次の期待レベルを要求し、そのレベルに近づくために、ギャップを縮めるための課題を任せていかなくてはなりません。しかし、ここで読者の皆さんには、ある疑問が湧いてくるのではないかと思います。

それは、スタッフをどこまで育成していったらよいのかということです。逆にいえば、「スタッフに対する最終的な期待レベルとは一体何なのか?」ということです。

93

12 スタッフの最終ゴールは「自律したスタッフ」になること

本書では、スタッフの最終ゴールは「自律したスタッフ」としています。自律したスタッフは、医院だけでなく患者さんも期待する人材像だと、筆者は認識しています。

本書では、次の3つのタイプの仕事に自ら主体的に取り組むことができる人を「自律したスタッフ」と呼ぶことにします。

① 定型的な仕事（定型業務）
② 改善的な仕事（非定型業務）
③ 革新的な仕事（非定型業務）

「3つのタイプの"仕事"の違い」と「自律したスタッフに導くコーチングのすすめ方」については、第4章で詳しく説明することにします。

参考までに、3つのタイプの仕事のレベルは、①②③の順に難しくなります。したがって、新人を自律したスタッフに育成する場合には、【図表14】の①②③のギャップを順に縮めていくことになります。それらは、すべて学習を重ねて獲得させていくのです。

第3章　コーチングを実践するときの枠組みとコーチの役割

〔図表14〕

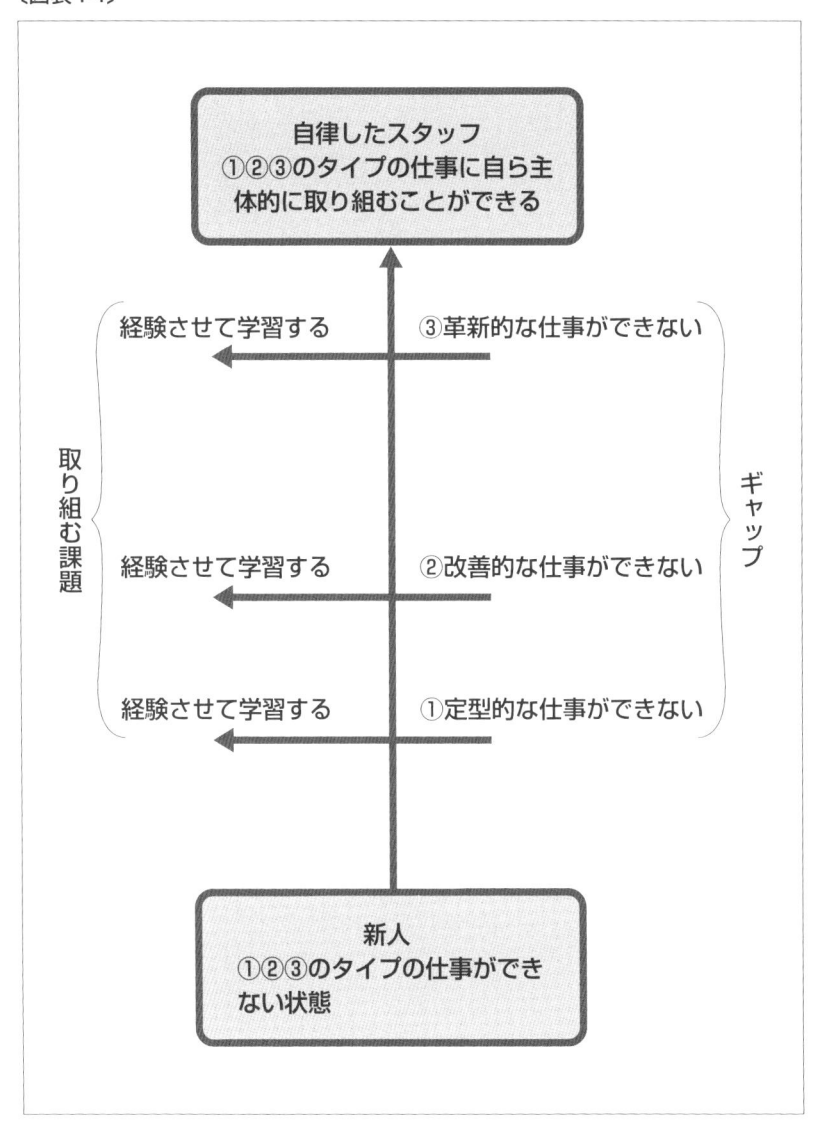

```
                    ┌─────────────────────┐
                    │   自律したスタッフ      │
                    │ ①②③のタイプの仕事に自ら主 │
                    │  体的に取り組むことができる │
                    └─────────────────────┘
                              ↑
         ← 経験させて学習する    ③革新的な仕事ができない  ⎫
                                                    ⎪
取                                                   ギ
り        ← 経験させて学習する    ②改善的な仕事ができない  ⎬ ャ
組                                                   ッ
む                                                   プ
課        ← 経験させて学習する    ①定型的な仕事ができない  ⎪
題                                                    ⎭
                              ↑
                    ┌─────────────────────┐
                    │       新人           │
                    │ ①②③のタイプの仕事ができ │
                    │     ない状態         │
                    └─────────────────────┘
```

第4章 コーチングで自律したスタッフを育成する

1 3つのタイプの"仕事"の違い

自律したスタッフに育成する場合には、何よりもまず前項でもふれた「3つのタイプの仕事」について、指導者が理解をしておく必要があります。

> 〈3つのタイプの仕事〉
> ① 定型的な仕事（定型業務）
> ② 改善的な仕事（非定型業務）
> ③ 革新的な仕事（非定型業務）

右に示す3つのタイプの仕事について説明する前に、そもそも仕事とは何かを明確にしておきましょう。

ここで説明する仕事の概念は、あくまでも筆者の価値観にもとづくものです。

【「仕事」とは……】

仕事には必ず「目的」があります。その目的をある手段を用いることで果たそうとして

第4章　コーチングで自律したスタッフを育成する

いるのです（次ページ【図表15】参照）。

この一連を仕事ととらえるとよいのではないかと思います。そして、ここでいうある手段というのは、たとえば、次のように、今のやり方に相当するわけです。

〔受付業務〕

目的：患者様の来院の確認と次の予約日の決定、会計と領収書の発行

手段：新人のAさんに任せている。Aさんは、先輩のBさんから受け継いだやり方を踏襲している

現在、「院内にある仕事」は、以前、誰かが考え出したやり方で回しているのです。したがって、そのやり方がベストであれば、それを維持し続ければよいことになります。これがタイプ①の定型業務です。

もし、以前に誰かが考え出した今のやり方よりも、もっとよいやり方があるのならば、少し手を加えて改善すべきです。これが非定型業務の中の②に相当します。

さらに、仕事の目的そのものから見直しをかける場合も考えられます。目的の見えない仕事であればやめる、患者さんの満足を高めるという「目的」のために、新たな仕事を創る（新しいサービスの創造など）ことは③の革新的な仕事です。

99

2 定型的な仕事とそのコーチングのポイント

「定型的な仕事」とは、現状で定められた仕事を決められたとおりにやることです。

(1) 定型的な仕事（定型業務）

新人にはじめに任せる仕事は、定型的な仕事が好ましいでしょう。現状のやり方をそのまま受け継いで行う仕事（業務）です。

定型的な業務には、たとえば次のようなものがあります。

〔図表15〕

```
      ┌─ 目的
仕事 ┤    ↑
      └─ 手段
         （今のやり方）
```

〈定型的な仕事の例〉
・受付応対業務
・帳票の記入業務
・院内清掃のしかた
・請求業務
・支払業務

etc.

100

(2) コーチングのポイント

見本を見せられるものは見本を見せることです。見本を見せた後に、スタッフに実際にやらせてみます。やらせた後に、見本と新人（学習者）の現状レベルの違いを、新人自身に考えさせます。そして、どうしたらギャップが縮められるかを考えさせ、考えたアイデアを実行させます。実行した結果を評価します〔図表16〕。

〔図表16〕

```
┌─────────┐
│  見  本  │
└────┬────┘
     │
  ギャップ    ┌──────────┐
  （違い）→ │ギャップを │
             │縮めるアイ│
             │デアを考える│
             └──────────┘
     │
┌────┴────┐
│自分のやり方│
└─────────┘
```

定型的な仕事のコーチングの事例については、70ページの事例（受付応対業務）を参考にしてください。

3 改善的な仕事にはどんなものがあるか？

「**改善的な仕事**」とは、定型的な仕事自体の質をより高めていく仕事です。定型的な仕事ができるようになったスタッフに対しては、次の期待レベルとして、改善的な仕事ができるように育成していきましょう。そこで、実際に改善を学習させるのです。

改善とは、現在、取り組んでいる業務の質をより良くしていくために、やり方などを修正していくことです。定型的な仕事といっても、日々完璧に回っているわけではありません。スタッフ自身も、日頃問題意識を持っているはずです。つまり、ギャップを感じているはずです。

たとえば「もっと簡単にできないかな（面倒である、手間がかかる）」「どうしてもミスが発生する（もっと確実に一度でできる方法はないかな？）」などなど。しかし、実際は日々の業務に追われますので、ギャップを感じていながらも、その状態から抜けきれないでいます。抜けきれないから、いつまで経っても「忙しい、忙しい」というように、悪循環が続きます。

102

第4章 コーチングで自律したスタッフを育成する

そこで、業務を改善し、実際に業務が簡素化され、結果としてスタッフ自身も時間に余裕ができるようになり、「やはり業務のやり方は改善していかないといけないな！」という経験を積んだとします。つまり、改善のすすめ方と、改善のメリットを経験により学習することができたのです。

この経験による学習が、指導者の望む「自ら改善できるスタッフ」に変えるのです。このような経験をさせないで、いきなり「時には自主的に業務の改善をしてください！」と指示しても、「はい」の返事で終わるだけで、変わりません。

改善テーマは比較的選びやすいでしょう。たとえば、スタッフに困っていることを問いかけることで、いくつかすぐに出てくるはずです。

さらに、指導者側から次のような投げかけをしてもよいかもしれませんね。とくに、マンネリ化しているスタッフには、少し苦労をしてもらうにはいいテーマでしょう。

○より確実にできるようにする（ミスの撲滅）
○誰がやってもできるように簡略化（標準化といいます）する
○半分のコスト（費用）でできるようにする
○半分の時間でできるようにする

4 改善的な仕事のコーチング（課題形成）のポイント

現在、取り組んでいる定型的な仕事に対し、「問題点を発見する」やり方と、「問題を創る」やり方の2つのアプローチがあります。

(1) 問題点を発見する（今現在、困っている状況を発見する）

〔図表17〕

```
  本来なら3時間でできるはず
          ↑
┌─────────┐   ┌─────────┐
│解決策    │←─│原因究明  │
│どうすれ  │   │なぜでき  │
│ば縮まる  │   │ないのか  │
│のか？    │   │？        │
└─────────┘   └─────────┘
          ↓
    6時間かかっている
```

今、取り組んでいる業務で、困っている点・やりにくい点などを考えさせます。そして、やりにくくしている原因を究明します。原因が究明できたら、その原因を排除するような解決策を考えて決め、解決案を実行させるのです。

(2) 問題を創る（業務のレベルを上げていく）

現在、取り組んでいる業務のレベルを上げて

第４章　コーチングで自律したスタッフを育成する

〔図表18〕

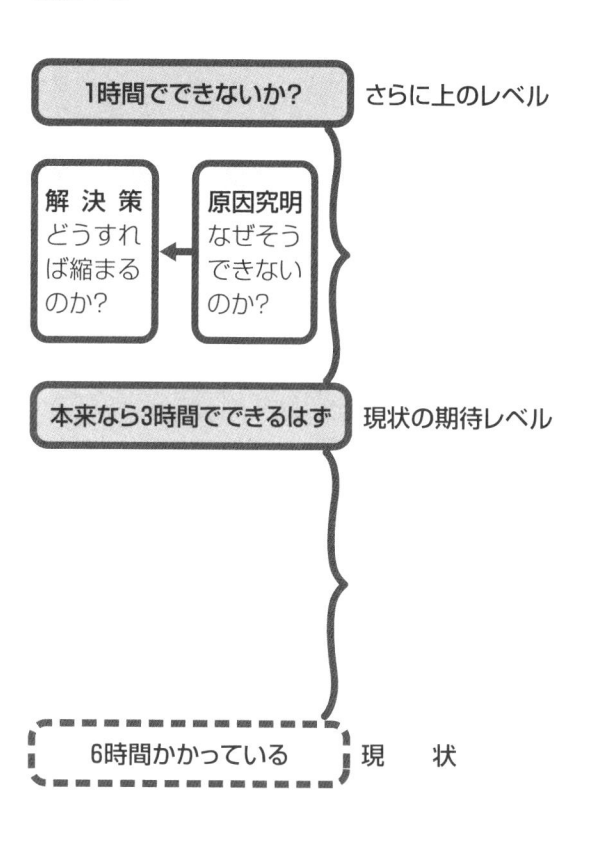

```
1時間でできないか?           さらに上のレベル

解決策        原因究明
どうすれ  ←  なぜそう
ば縮まる     できない
のか?        のか?

本来なら3時間でできるはず    現状の期待レベル




6時間かかっている           現　　状
```

いきます（コストを下げる、半分の時間でできる……など）。レベルを上げることで、ギャップを創ることができます。

次に「なぜそうなれないのか？（上げたレベルの状態になれないのか？）」を考えさせて、解決策を検討します。解決のためのアイデアがまとまったら、実際にそれに取り組んでもらいます。

105

5 改善的な仕事のコーチング（課題形成）事例

では、前項の「仕事をやりにくくしている原因」を探すケースでのアプローチの事例を紹介しましょう。

【事例】淡々と仕事をこなしているAさんのケース。少しAさんに刺激を与えてみましょう。

院長「何か困っていることない？」
Aさん「とくにないですが……」
院長「強いていえば、何かありませんか？」
Aさん「そうですね。強いていえばこの帳票の作成に時間がかかることですかね？」
院長「なるほど、どのくらい時間がかかるの？」
Aさん「そうですね。2時間くらいかかります」
院長「どうして、2時間かかるのかな？」

106

第4章 コーチングで自律したスタッフを育成する

Aさん「えっ？ たぶん……」
院長「本来ならば、どのくらいでできると思う？」
Aさん「半分の1時間でできると思います」
院長「なるほど、でもどうして、2時間もかかってしまうのかい？」
Aさん「この帳票のフォームは、とても書きづらいからです。しかも、2枚あるのですが、重複している部分も結構あり、それが曲者なのです」
院長「じゃあ、その曲者を退治するためにはどうすればいい？」
Aさん「そうですね。おそらく帳票のフォーマットを、こんなふうに変えれば1枚になるし、そうすれば、半分の作業量になるはずです」
院長「なるほど、それはいいアイデアだね。では、それに変えてやってみようか？」
Aさん「そうですね。私も以前からこうしたほうがいいと思っていたのですが、勝手にフォームを変えてはいけないと思い込んでいたものですから」
院長「そんなことないよ。その仕事がうまく回るように、やり方はどんどん変えていってほしかったなあ」
Aさん「わかりました。やってみます」

このようにAさんに任せて（自由裁量を与える）、改善について学習してもらいます。

6 革新的な仕事へのアプローチこそコーチングが必要!

「革新的な仕事」とは、今ある業務そのもの自体を見直す仕事です。つまり、業務の統廃合であったり、新しい仕事を創ってはじめるといったテーマなどが含まれます。必要のない仕事はやめる、必要な仕事は残す、さらに、医院の発展につながる新しい仕事を創造するなどは革新的な仕事です。

院内に限らず、多くの職場では「今のやり方が目的にかなっていない、あるいは今のやり方は何のためにやっているのか考えずに、いわれたからやっている」というスタッフがたくさんいます。

スタッフの内面的なもののひとつとして、指導者に指示されたことをソツなくやっていれば叱られることもないし、一応お給料がもらえるから「現状でよし!」と考えがちな部分があります。

意気込んで入社してきたスタッフも、先輩スタッフがそう考えていれば、「こんなもんなのかな?」と思い徐々に染まっていきます。したがって、このような風土に医院を染め

ないためにも、「自律したスタッフ」の育成は急務となります。一度つくられた風土は、そう簡単には変えることはできないものです。とくに、新しくスタッフを採用したときには、「何事もはじめが肝心です」から、次のような指導を心がけるとよいでしょう。

○悪い例‥「受付業務の仕事をお願いします。やり方は斉藤さんから聞いて、1日も早く覚えてください」

というような指導はやめるべきです。

○よい例‥「斉藤さんからやり方を教わって、1日も早くできるようになってください。でも、けっしてそっくり同じやり方をすればよいということを期待しているわけではありません。受付業務の目的をよく考えて、それにかなう効果・効率的な方法を、山田さんなりに考えて取り組んでください。それがあなたの仕事ですよ」

というように指導しましょう。

7 革新的な仕事のコーチング（課題形成）事例①

　革新的な仕事の中で、イメージが比較的つかみやすいものとして「新しいサービスを始める」というものがあります。しかし、スタッフに新しいサービスを考えなさいといっても、なかなか簡単には思考は促進されません。その場合は、他の医院との比較を行うとよいでしょう。

【事例】他の医院との比較

3年目のスタッフBさんに、革新的な仕事を経験してもらいましょう。

院　長「Bさん、以前、駅前の医院に治療にいったことがあるっていっていたよね」
Bさん「ええ、はい」
院　長「当医院と比較して、どこか違いを感じる部分はありますか？」
Bさん「そうですね。いくつかあると思います」

110

第4章 コーチングで自律したスタッフを育成する

院　長「そうですか。たとえばどんなことですかね？　何でもいいからいってくれないかな？」
Bさん「何でもいいですか？」
院　長「何でもいいよ」
Bさん「たとえば、……などです」
院　長「なるほど、いろいろあるもんだね。それは気づかなかったよ。ところで、その中で当院が参考にしたほうがよいものを、2つくらい選んでくれないか？」
Bさん「そうですね。入口から受付までのレイアウトですね。それから、患者さんに対する予約のシステムでしょうか」
院　長「そうか。当医院で、その医院と同じことを今からやろうとすることはできますか？」
Bさん「どちらも可能だと思います。とくに予約システムは、ぜひ駅前の医院のようなやり方に変えたほうがよいと思います」
院　長「では、当医院も、それを参考に予約システムを革新してみよう。Bさんに革新リーダーをやってもらおうかな」

8 革新的な仕事のコーチング（課題形成）事例②

革新的な仕事は、目的を追及することから始めていきます。

たとえば、どんな職場にもルールやキマリのようなものがあります。しかし、そのルールやキマリをつくった時とは状況が変わっていて、すでにそのルールやキマリが意味を持たない場合があります。目的を見失った仕事は意味がありませんし、意味のない仕事はなくしていくことが重要です。

〈事例〉ルールの変更

院　長「Cさん、このルールだけど何のためにあると思う？　目的は何かな？」

Cさん「えっ、いきなりたずねられても。そうですね。たぶん○○のためじゃあないですか」

院　長「では、その目的を果たすことが重要なのですね」

第4章　コーチングで自律したスタッフを育成する

Cさん「そうですね」
院　長「では、その目的を果たすために、今のルールは理にかなっていますか？」
Cさん「そういわれてみれば、ちょっと疑問ですね。以前から、変なルールだなって思っていました」
院　長「なるほど。では、どんなルールに変えたらよいか考えてくれないかな？」
Cさん「いいですよ。私も、ルールを守れ、守れっていわれるけれど……。なんとなく、ルールを守ることに意義を見出せなかったのですよ。ですから、正直いって、ルールを無視していたときもありました」
院　長「なるほど、要は目的を果たすためのあるべきルールの姿、本物を探すということが大切だよね」
Cさん「そうですね。でも、勝手にルールを変えてはいけないのでは？　と思っていましたから……」
院　長「（なんで勝手にそのように思っていたのだろうか……？）」

9 コーチングで自律したスタッフに導く

繰り返しますが、自律したスタッフとは、3つのタイプの仕事（仕事①、②、③）に自ら主体的に取り組むことのできる人です。しかし、はじめからこのようなスタッフはいませんので、これらの仕事を実際に経験させて育成していきましょう。

本書の冒頭で「人は思いどおりにならない」と感じる話をしました。逆に、思いどおりになるスタッフとは、ひと言でいえば「自律したスタッフ」です。自律したスタッフを育成するには、次のようにコーチングしていきます。

> ステップ1：新人としてまず仕事①（定型業務）をできるようにする
> ステップ2：次に仕事②（その業務の改善）を経験する
> ステップ3：最後に仕事③（業務の統廃合・新業務の立ち上げ）を経験する

これらステップ1〜3まで経験したスタッフが、読者の皆さんが期待する「思いどおり

第４章　コーチングで自律したスタッフを育成する

〔図表19〕

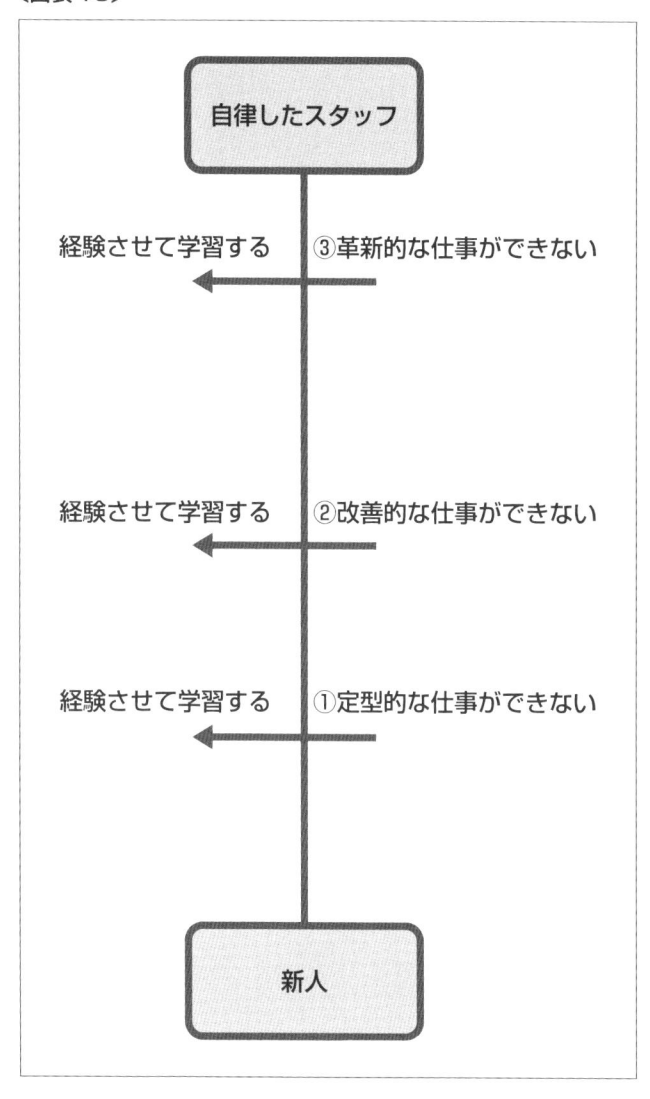

```
                    ┌──────────────┐
                    │ 自律したスタッフ │
                    └──────┬───────┘
                           │
  経験させて学習する ←──── ③革新的な仕事ができない
                           │
                           │
                           │
  経験させて学習する ←──── ②改善的な仕事ができない
                           │
                           │
                           │
  経験させて学習する ←──── ①定型的な仕事ができない
                           │
                    ┌──────┴───────┐
                    │     新人      │
                    └──────────────┘
```

になるスタッフ」です。このような経験を通じて学習していないスタッフに対し、いきなり仕事の改善やムダな仕事はしないようにといっても、すぐにできるわけではないことは、これまでの説明で十分にご理解いただけたと思います。

115

第5章 スタッフを伸ばすコミュニケーションスキル

1 学習を促進するためにはスタッフに対するフォローが重要！

フォローに必要な「承認」のスキル①

定型的な仕事ができるようになったスタッフに対し、改善に取り組むという課題を任せても、容易にそれができるはずがありません。また、革新も同様です。したがって、指導者は、スタッフが課題をクリアできるように、学習支援のためのフォローを行います。

指導者のスタッフに対するフォローしだいで、スタッフの学習意欲にどのような差が生じるのか、ハーロックの実験を参考に考えてみましょう。

【ハーロックの実験（の概要）】

【実験の内容】小学校でテストを5日間繰り返す実験です。実験は、子どもたちを①〜④の4グループに分けて行いました。

① 賞賛群は、テストの採点結果を返却するときは「常に褒める」
② 叱責群は、テストの採点結果を返却するときは「常に叱る」
③ 放任群は、テストの採点結果を返却するときは「何もいわない」
④ 統制群は、テストの採点結果を返却するときは「テスト結果を分析するという」

118

第5章　スタッフを伸ばすコミュニケーションスキル

〔図表20〕

凡例：
- 賞賛群
- 叱責群
- 放任群
- 統制群

縦軸：平均得点（10〜22）
横軸：日数（1〜5）

【実験の結果】　実験結果は次のとおりでした。

5日目に点数がもっとも高くなったのは、グラフに示すように"賞賛群"でした。

つまり、褒める行為は、人のやる気（この場合、学習意欲）を高めるのに効果があることを示しています。

これは、何か指示（テストをやらせる）した後に、成果について褒めると、褒められた側のやる気が高まるということです。

逆に、指示しても、その後に何のフィードバック（放っておく）もないと、学習者のモチベーションが下がるということです。

ハーロックの実験から、指導者のスタッフに対する関わり方しだいで、スタッフの学習意欲が左右されることがおわかりになるはずです。それでは、どのような関わり方が好ましいのかについて、次項以下で解説をしていくことにしましょう。

119

2 フォローに必要な「承認」のスキル②
指導者はスタッフの「承認されたいという欲求」を満足させる

人は欲求を満たすために行動するという考え方があります。人は誰もが承認されたいという強い欲求を持っていますから、スタッフのこの欲求を満足する存在に指導者がなれれば、スタッフはやりがいを持って課題に取り組むことができます。

(1) 指導者はスタッフの欲求を満たす存在になる

人に行動を促すことを動機づけといいます（86ページ参照）。動機づけについてはいろいろ研究がなされています。その中で、人は欲求を満たすために行動するといわれています。したがって、指導者はスタッフのフォローを考えるときに、スタッフの欲求を満たす存在になることを考えてフォローをしていけば、スタッフの動機づけがうまくできることになります。

ところで、人にはどのような欲求があるのでしょうか？ よく知られた学説としてマズローの欲求5段階説というものがあります。ご存知の読者の方も多いと思いますが、確認しておきましょう。

(2) マズローの欲求5段階説

この欲求は、ピラミッドのように階層をなしています。つまり、下から順に欲求が発生します〔図表21〕。

もっとも低次の欲求は①の「生命の欲求」です。これは、生命体を維持するための物質的な欲求（食欲・睡眠など）です。生命の欲求が満たされると、人は満足するのかといえばそうではなく、人の欲求はピラミッドの上のほうに向かっていくのです。

〔図表21〕マズローの欲求5段階説

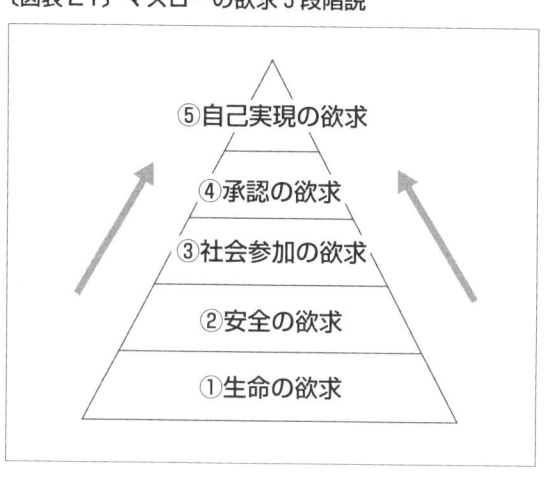

- ⑤自己実現の欲求
- ④承認の欲求
- ③社会参加の欲求
- ②安全の欲求
- ①生命の欲求

したがって、①の次は②の「安全の欲求」となり、日々安心・安全に暮らしたいというものです。③は社会と関わりを持ちたいという欲求です。④は「自我自尊・承認の欲求」とも呼ばれます。後で詳しく説明しますが、誰もが自分の存在価値を感じていたいという欲求です。

⑤の「自己実現の欲求」は、生活のためや認められるためではなく、自分が「そうしたいからやるんだ」という強い意志による目標達成のための欲求です。

(3) 承認がやりがいを高める

本書で着目したいのは、④の「自我自尊・承認の欲求」です。スタッフも、課題に取り組む以上、なんらかの報酬がほしいわけですが、その一つとして「指導者のスタッフに対する承認」があります。

スタッフは雇用されている側ですから、院長の指示・命令には従うものですが、スタッフも人間であり、やるからにはやりがいがほしいものです。その時、「指導者が承認してくれる」はやりがいにつながるということです。

【放任群はやる気が低下】

先ほどのハーロックの実験では、採点結果を渡すとき「何もいわない」場合、子どもたちの学習意欲は低下し、成果は下がり続けたという結果となりました。

【叱責群のやる気は長続きしない】

「叱る」場合ですが、2日目までは「褒める」と同じように成績が伸びました。なぜでしょうか？

それは、外発的に動機づけられているからです。叱られるという外発的報酬（負の報酬）により、子どもたちは動機づけられたのです。しかし、いくら成績が伸びても（努力しても）、教師が叱り続けるだけでは、子どもたちの学習意欲は持続せず、3日目から徐々に成績は下がっていったのです。

つまり、「放任」も「叱る行為」も成長や努力を認めない、承認しない行為なのです。

したがって、いくら努力しても承認されないと感じ始めると、やりがいが感じられず学習意欲も低下していったのです。

(4) 承認するイメージ

ところで、スタッフから見たときに「指導者が承認してくれる存在」とは、どのようなものなのでしょうか？

○ スタッフから見て承認されていると感じる関わり方（行為）

信用する、理解する、気にかける、共感する、評価する、褒める、見守る……etc.

○ スタッフから見て承認されていないと感じる関わり方（行為）

放っておく、任せない、信用しない、期待しない……etc.

3 フォローに必要な「承認」のスキル③ 理解者になるためには「話し合い」が重要！

承認されていると感じてもらうためには、スタッフの理解者になることを意識するとよいでしょう。スタッフが指導者に対し「指導者は私の理解者だ！」と感じられる存在になるためには、スタッフとの日頃の話し合い（対話）の頻度を増やすことが重要です。

(1) 上司から「理解されている感覚」を高める

スタッフが「院長は、私のことをよく理解してくれている」という感覚を高めることを考えましょう。

「院長はスタッフの理解者」であるということと、「スタッフが仕事に対するやりがいを感じる」の相関は高いことが調査の結果でわかりました。したがって、日々スタッフの理解者になることを意識して関わっていけばよいのです。

(2) 理解者になるには話し合いを！

スタッフの理解者になるために、次の3つのことを意識して実践すると効果的です。

第5章　スタッフを伸ばすコミュニケーションスキル

〔図表22〕

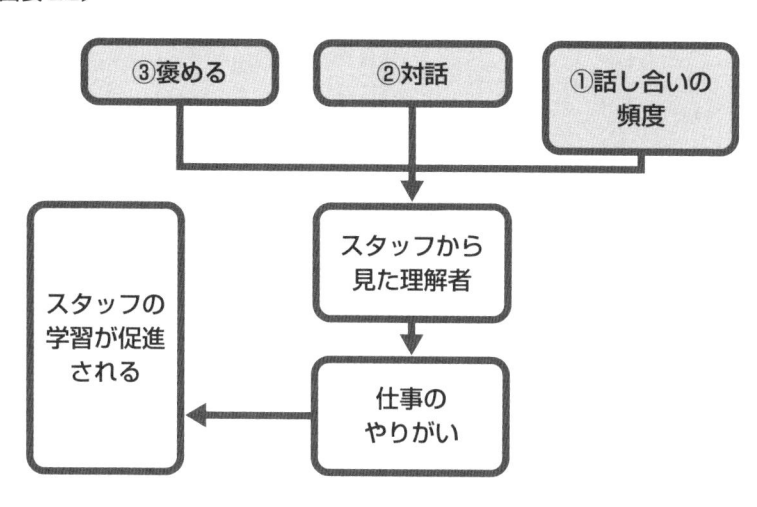

```
③褒める    ②対話    ①話し合いの頻度
                ↓
            スタッフから
            見た理解者
                ↓
スタッフの  ←  仕事の
学習が促進       やりがい
される
```

① **話し合いの頻度**／何といっても、話し合いの頻度です。毎日上司と仕事に関して話をするスタッフほど、理解されている感覚が高くなることがわかりました。

② **話し合う時の偏り**／もう一つのポイントは、対話を心がけることです。簡単にいえば、話をするときに言葉のキャッチボールがなされているかどうかということです。どちらかが一方的に話している状態（偏りがある場合）は、理解は低下する傾向になるようです。

③ **褒める**／褒める行為はとても有効です。ただし、褒める行為を正しく認識しておくことと、どのようなタイミングで行うとより効果が高まるのかを、知っておく必要があります。やり方しだいでは、スタッフの自尊心を傷つけ、モチベーションを下げてしまうこともあるからです。

4 共感・理解する聴き方のスキル①
積極的傾聴で"承認の欲求"を満足させる

相談者が期待しているのは、承認の欲求を満足させたいということ。アドバイスを投げかけ、過去の経験談を語る前に、目の前のスタッフに共感・理解することに努めましょう。

たとえば、改善に取り組んでいるスタッフが、突然、相談を持ちかけてきたようです。話を聴いてみると、どうも改善がうまくすすまずに悩んでいるようです。

では、このときどのような対応が好ましいのでしょうか？

指導者は、スタッフが自力で改善を成し遂げ、その経験の中で「改善」を学習してほしいと願う立場です。ですから、このような状況に遭遇しても、その立場を容易に変えてはいけません。そこで、このような場合「積極的傾聴」を行ってみるとよいでしょう。

【積極的傾聴の立場】

仮に、読者の皆さんにあるスタッフが相談を持ちかけてきたとしましょう。相談を持ちかけたスタッフが、あなたに期待していることは何でしょうか？ 相談を持ちかけたスタッフにとって、のどから手が出るほどの有益なアドバイスでしょうか？ あるいは

126

第5章 スタッフを伸ばすコミュニケーションスキル

過去の経験談でしょうか？　答えは、ノーです。

「承認」の項（120～125ページ）で解説したように、人は誰もが承認されたいという強い欲求を持っています。悩み事を抱えている場合は、承認されたいという欲求が普段よりも強くなっているはずです。

そのように、欲求が満たされていない状態のスタッフに対し、いくらアドバイスや過去の経験談を語っても、それはスタッフには意味のあるものとして受け入れられないでしょう。「マズローの欲求5段階説」の説明の中で、人は欲求が満たされるとモチベーションが高まるというような説明をしましたが、このような的をはずした聴き方では、スタッフのモチベーションは高まらないでしょう。

筆者は、企業の管理者研修の中でよく行う「傾聴（聴き方の練習）」のカリキュラムの中でいつも感じることがあります。それは、部下から悩みの相談を持ちかけられたときに、聴かずにすぐにアドバイスや経験談を話す管理者が多いということです。

それだけ、部下の相談に真摯に応えなくてはならないという責任感の強い真面目な管理者が多いのでしょうが。しかし、部下の側は上司のアドバイスや経験談よりも、もっと自分に共感・理解をしてほしいと期待しています。まずは目先の欲求を満足させたいという想いが強いのです。したがって、「積極的傾聴の立場」は、スタッフの共感・理解されたいという欲求を満足させるために聴く、聴き出すということなのです。

5 共感・理解する聴き方のスキル②
聴く順番は共感・理解→アドバイスの順で行う

話を聴く場合には、次のようなステップを心がけるとよいでしょう。

> ステップ1：スタッフの話に共感・理解を示す
> ステップ2：スタッフの問題解決の糸口を一緒になって考える

(1) 人は満足すると自分を客観視できるもの

ダイエットを決意する瞬間を考えてみましょう。おそらく多くの方が、空腹が満たされて満足したときではないでしょうか？

その時、「今日もお腹いっぱい食べてしまった。このままではまずいな。明日からダイエットしよう！」と決意するのです。おそらく食事前の空腹の時には、明日からダイエットしようとは考えないはずです。

それよりも、「まず空腹を満たしたいから一刻も早く食事をとりたい！」というように、目先の欲求を満たすことが何よりも先決なのです。そして、その欲求が満たされて満足で

第5章　スタッフを伸ばすコミュニケーションスキル

きると、自分自身を客観視できるようになります。「このまま食べ続けていては健康によくないな！」と気づくのです。

(2) 「スタッフを共感・理解してからアドバイスする」の順

これと同じように、相談者にとって目の前の欲求は、自分を共感・理解してもらうことです。逆に、この欲求が満たされると、自分を客観的に見つめることができるのです。

したがって、相談されたときの傾聴のステップとしては、まずは、共感・理解することに努める→スタッフが満足して、自分自身を客観的に見つめることができるような状態になったら→悩みの解決策を一緒に考え、アドバイスをする、となります。また、一緒に考えなくても欲求が満たされれば、自分自身を冷静かつ客観的に見つめることができますので、「自分が何について悩んでいたのかが見えてきた」のように、問題の本質に気づくことができる場合もあります。

このような聴き方ができれば、スタッフとの関係はより強固なものになります。つまり、理解してくれた満足感と問題解決の見通しができたこと、さらには自分を理解してくれた指導者に（あなたに）改めて信頼を寄せ、この指導者の下でもう少し頑張ってみよう、つまり学習が促進されるのです。

いかがですか。聴くイメージがつかめましたでしょうか？

129

6 共感・理解する聴き方のスキル③
スタッフのおかれている状況や気持ちを理解する

共感・理解するためには、スタッフ（相談者）の2つの事柄に着目します。

○スタッフ（相談者）がどういう状況におかれているのか（事実や状況の理解）
○そのような状況におかれているスタッフの気持ちや感情

したがって、聴く場合は、話の内容そのものを理解するだけでなく、気持ちや感情も同時に理解することを意識しましょう。

スタッフは、話せば話すほど、共感・理解される感覚が高まります。つまり、承認の欲求が満たされていくといってよいでしょう。

聴き手は、自分がアドバイスするために必要な情報を聴き出すのではなく、スタッフがどのような状況におかれているのか、どんな気持ちでいるのかを理解することを目的として、聴き出す努力をしてください。

第5章　スタッフを伸ばすコミュニケーションスキル

多くの場合、どうしてもアドバイスに必要な情報を得たいがために、実は聴き手主導の質問や情報収集に陥りやすいものなのです。そうではないことを改めて認識しておいてください。

スタッフは共感・理解されることで満足し、その結果、自分自身を冷静に客観視するようになります。そうすることで、頭の中が整理でき、自分自身で問題解決の糸口を見出すことができるようになっていくのです。そのような聴き方を目指してください。

それから、相談者の話の内容がよくわからなかったり、内容的にひと言いいたくなったとしても、とりあえず我慢してください。まずは理解を示し、受け入れることを先にやってください。

ただし、スタッフが他者を誹謗中傷している場合には、同調していると勘違いされないように注意してください。

それでは、次に上手に聴くために、実践していただきたい技法がいくつかありますのでご紹介します。

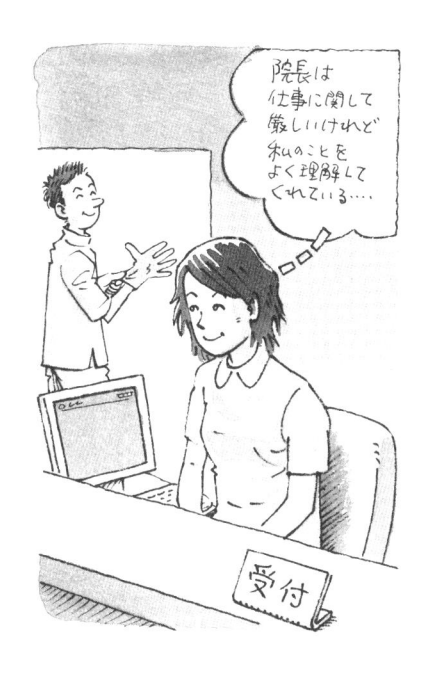

「院長は仕事に関して厳しいけれど私のことをよく理解してくれている……」

受付

7 共感・理解する聴き方のスキル④
上手に聴く技法——言葉によるフィードバック

スタッフ（相談者）に対し、共感・理解していることを積極的に伝えていくために、聴き手はスタッフに対してフィードバックを行うとよいでしょう。

フィードバックは、言葉にして伝えるものと、ボディーランゲージなどの言葉以外で伝える技法があります。本書では、とくに重要な言葉によるフィードバックについて解説していきます。

では、フィードバックについて、指導者とスタッフの田中さん（相談者）のやり取りを例にあげて説明をしていきましょう。

(1) 事実のフィードバック

スタッフ（相談者）が話している内容を繰り返すやり方です。

田中「この前の患者さんのことですが、治療の方針に納得ができないっていうの

院長「治療の方針に納得できないのか？」
田中「ええ、何度も説明をしているのですが、こちらの説明に耳を傾けようとしないのです。もう困っています」
院長「田中さんの説明を聞こうとしないのか？」

このように、スタッフの話の内容を繰り返すと、相談者は共感・理解してくれているなと感じるはずです。

(2) 感情のフィードバック

スタッフが、自分の気持ちや感情を共感・理解してほしいという欲求に対しても、応えるためにフィードバックを行います。指導者は、相談者の気持ちや感情を察して言葉にして伝えてみます。

田中「来週、またその患者さんが来院されるのですが、また同じことを投げかけてきたらどうしましょうか？」
院長「それは、大変だね。田中さんも気が重いだろうね」

田中「そうなんです」

(3) 要約のフィードバック

時折、相談者の話の内容を要約（まとめて）してフィードバックするというやり方があります。これを要約のフィードバックといいます。

> 院長「なるほど、では田中さんの悩みというのは、その患者さんに対して次回はどのように対応したらよいのか、その方法が見つからないから困っているということだね」
>
> 田中「そ、そういうことです」

言葉にして行うフィードバックの主なものには、以上の3つの技法があります。けっして難しい技法ではありませんので、すぐに実践してみてください。スタッフのあなたに対する印象はかなり変わるはずです。

さて、院長と田中さんとのやり取りですが、この先はどのように聴いていけばよいので

134

第5章　スタッフを伸ばすコミュニケーションスキル

しょうか？

田　中「院長先生、どうすればいいですか？」
院　長「そうだな。難しそうだけど、一緒に考えてみようか。もう少し、その患者さんの様子を具体的に話してくれるか？」
田　中「ええ、この前の治療ですが……。このカルテにあるように、このような症状のある方です。そこで、ここに書いてあるように……」

というように、すぐに解決策を指導者側から提示せずに、もう少し状況を聴き出すことが重要です。スタッフは話をしながら、頭の中が整理されていきますので、説明が終わったと同時に、解決策がイメージできていくものです（もちろん、そうでない場合もありますが）。

いずれにせよ、すぐにアドバイスや経験談をはじめるよりは、一緒に解決策を考えたいので、もう少し状況を詳しく聴き出すというスタンスでやり取りをするように心がけてください。

8 問いかけて学習を促進するスキル①
指示と問いかけに対するスタッフの受け止め方の違い

問いかけは、あえて質問を投げかけることで、スタッフが考えつかなかった視点で考えさせることができ、学習を促進するために大変有効な技法です。

次の「指示」と「問いかけ」の比較からも、問いかけるといかに学習が促進されるかがわかります。

〔指　示〕

もっと早くしなさい

これは、明日までに済ませなさい

AよりもBのほうがいいね。Bにしなさい

↕
↕
↕

〔問いかけ〕

どうすればできると思いますか？

これは、どうして明日までに済ませる必要があるのかな？

ところで、AとBの違いは何かな？どちらのほうがメリットが多いかな？

第5章　スタッフを伸ばすコミュニケーションスキル

また、指示する場合と問いかけて学習を促進する場合とでは、スタッフの内面においてどのような違いが現れるのでしょうか？

〔指示的な場合〕

判断をコーチにゆだねるために、スタッフは常に受身になっていきます。また、決めたのはコーチですから、コーチに叱られないように、一生懸命にやるという気持ちが強くなります。

そして、失敗してもコーチが決めたことだから、やったことに対する結果については、自分の責任ではないという気持ちが強くなります。つまり、当事者意識が低くなるということです。

〔問いかけの場合〕

スタッフの学習が促進されると同時に、当事者意識と責任感が高まります。つまり、プレッシャーがかかる反面、やりがいを感じることができます。また、達成できたときの喜びと自信を得ることができます。

直接スタッフに言葉を投げかけることで、スタッフ自身に考えさせるきっかけを与えていきます。スタッフ自身が考えて答えを導き出すことが、その後の学習意欲を高めていくのです。

問いかけを繰り返すことで、スタッフが自分自身に問いかける習慣がついてきます。

9 問いかけて学習を促進するスキル②
問いかけを行う場合の3つの留意点

「どのような場合に、どのような問いかけを行うべきか?」——その答えを探すことよりも、常日頃からスタッフに意識して問いかけを実践することが、上達の近道です。

問いかけ上達の近道は、実践する回数を増やすこと以外にありません。参考までに問いかけを行う場合には、次の3つの点に留意して行うとよいでしょう。

○やさしいものから行う
○頭の中を整理するように行う
○スタッフに自己評価させる

(1) やさしいものから行う

院　長「人は何のために働くのだろうか?」
スタッフ「えっ、藪から棒に……」

第5章　スタッフを伸ばすコミュニケーションスキル

これでは、スタッフも困ってしまいますね。同時に学習は促進されません。問いかけは、言葉のキャッチボールを繰り返しながら行います。そのプロセスで学習が促進されるのです。したがって、始めはなるべく答えやすい問いかけから行いましょう。答えやすい問いかけの代表的なものが「クローズな問いかけ」です。

【クローズな問いかけの例】

「クローズな問いかけ」とは、答える範囲を限定するものです。つまり、「はい」「いいえ」で答えられるもの、「AあるいはBですか？」といった問いかけです。また、「好きな果物を3つ選んでください」などは、答える範囲が限定されていますので、答えやすくなります。

前の事例もクローズな問いかけから行うと、学習を促進することができます。

院　長　「仕事は、自分のため、医院のため、どちらのウェイトが高いですか？」
スタッフ　「難しいですね。でもどちらかといえば、今は自分のためでしょうか？」
院　長　「それは、どうしてかな？」
スタッフ　「そうですね。経験不足のために、院長先生からいろいろなことを学ばせていただいているところですから……」
院　長　「なるほど。ちなみに最近何か学んだことある？」

スタッフ「そうですね……。はい、ありますよ」

というように、対話が促進されます。

(2) スタッフの頭の中を整理するように行う

問いかけは、スタッフの学習を促進するために行います。したがって、スタッフの学習を混乱させるような問いかけをしてはいけません。興味本位で質問していては、スタッフの学習を促進させることはできないでしょう。

とくに、スタッフの頭の中を混乱させてしまうパターンとして多いものは、「問いかけた後に、スタッフに考える時間を十分に与えていない」ケースです。

問いかけたときに、スタッフがなかなか答えることができなかったり、困惑したような表情をしたときに「自分の問いかけが難しいものだったかな?」とあせってしまい、すぐに「では、こんな場合だったらどうだろうか?」などと、違う問いかけをしてしまいがちです。スタッフの頭の中はますます混乱してしまいます。

指導者は、問いかける場合には、スタッフに考える時間を十分に与えてください。問いかけられたスタッフが難しい顔をして考え込んでいるくらいが、逆にちょうどよい塩梅だと認識しておいてください。

(3) スタッフに自己評価させる

問いかける場合には、スタッフに自己評価してもらうようにして始めるとスムーズです。

指導者「最近、仕事がマンネリ化しているようだけど、どうかしたの?」
スタッフ「(そんな言い方しなくてもいいのになあ?)」

というように、指導者とスタッフとの間ですれ違いが起こってしまいます。このような状態では、よい話し合いはできません。したがって、スタッフに現在の状況を自己評価してもらう入り方が、どちらかといえばスムーズです。

指導者「仕事の調子はどう? 昨年と比べてはかどっているかな?」＊(クローズな問いかけのほうが答えやすい)
スタッフ「そうですね。昨年よりも慣れたので、はかどってはいますが……」
指導者「そうか。でもはかどっているけど、何か物足りないということかな?」
スタッフ「そういう感じです。でも、何でわかるのですか?」
指導者「えっ、少し元気がないように見えたのでね」

141

10 問いかけて学習を促進するスキル③
院内で実践したい問いかけのパターン

院内で実践するときにいくつかパターンを知っておくと実践の機会は増えます。ここでは4パターンを紹介しましょう（太字の問いかけを参考にしてください）。

(1) パターン1：相談されたら問いかける

〈例1〉

スタッフ「患者さんから、○○について問い合わせがありました。どうすればいいで（斉藤）しょうか？」

院　長「**斉藤さんの意見はどう？**」

〈例2〉

スタッフ「患者さんの予約の手配がうまくできなくて困っています」

院　長「**そのような場合には、何を優先的に考えればよいかな？**」

142

第5章 スタッフを伸ばすコミュニケーションスキル

〈例3〉
スタッフ「また、失敗してしまいました!」
院　長「**同じことを繰り返さないためには、どうすればよいと思う?**」
スタッフ「マニュアルがあればいいのでは……」
院　長「**どんなマニュアルがいいかい?**」

(2) パターン2：説明や指示の後に問いかける（理解度を確認する問いかけ）

〈例1〉
院　長「この報告は明日までにしてくれ、いいね」
スタッフ「わかりました」
院　長「ところで、**どうして明日なのかわかっているかい?**」
スタッフ「えっ、それは……」

〈例2〉
院　長「Aの場合には、このようにしてください。さらにBの場合では、このように対応してください」
スタッフ「はい。わかりました」

院長「では、今の話の中で**重要な点は何だと思いますか?**」

〈例3〉

院　長「じゃあ、今までの説明ですが、**ひと言で表すとどういうことですか?**」
スタッフ「たとえばAのケースでは患者さんにとって時間がかかることが……」
院　長「細かい話はいい。**要は何だと思う?**」
スタッフ「えっと、要は……」
院　長「もう1回説明するしかないな」

(3) パターン3：相手の頭の中を整理するように問いかける

スタッフ「AにしようかBにしようか迷っているのですが……」
院　長「なるほど。では、**Aのメリットは何かな?**」
スタッフ「それは……」
院　長「じゃあ、**Bのメリットは?**」
スタッフ「そうですね」
院　長「患者さんは**何を優先したいと考えているのかな?**」

144

第5章　スタッフを伸ばすコミュニケーションスキル

スタッフ「……そこがあいまいでした。もう一度考えてみます」

(4) パターン4：アイデアを出させるときの問いかけ

アイデアを考えてもらうときには、いきなりよいアイデアを求めるよりも、まずは発散思考で出して、その後、絞り込むというやり方のほうが対話は促進され、よいアイデアを見つけやすくなります。

院　長「医院内のコミュニケーションの状態はどうかな？」
スタッフ「まあまあじゃあないですか？」
院　長「まあまあか？　具体的にどこがまあまあなのか、**何でもいいからいってくれないか？**」
スタッフ「何でもいいですか？」
院　長「ああ」
スタッフ「……たとえば……」
院　長「そうか、いろいろあるな。では、その中で、もっとよくしたいと思うものを**2つくらい選んでくれないか？**」

145

11 評価する（褒める）スキル① 褒める行為は承認すること

指導者が褒める場合は「スタッフの努力や成果あるいは成長ぶりを認めて、あえて言葉にして伝える」というイメージで実践してください。ポイントは「あえて言葉にして伝える」ことです。

褒める行為を、おだてる行為と勘違いしている指導者にときどきお会いします。そうした指導者は「褒めるのは苦手だ」というような言い方をします。おそらく「褒める＝おだてる」という誤解があるのではないかと思います。

思わず「おだててしまう」場合は、「偽りが入っても、スタッフが少しでも気をよくするのであれば、方便的な意味合いでやってしまう」と考えられますが、他者を偽ることは誰も好むはずがありません。つまり、「褒めることが苦手ではなく、おだてることは苦手だ」という意味合いなのでしょう。

では、褒められる行為を、スタッフはどのように認識し、受け止めているかを説明しましょう。

146

第5章 スタッフを伸ばすコミュニケーションスキル

まず実際にスタッフに、学習意欲ややる気が高まった経験をたずねてみると、おだてられたときというケースは皆無で、「自分の努力や成果あるいは成長ぶりを周囲から認められたとき」という意見が圧倒的です。この一連を、スタッフは褒められたときと解釈しているのです。

したがって、指導者が褒める場合は、スタッフの努力や成果あるいは成長ぶりを観察して、あえて言葉にして伝える（指摘する）というイメージで行えば、スタッフの学習意欲やモチベーションを高めることができると考えてよいでしょう。

いくら指導者がスタッフのよい点を見つけたとしても、言葉にして伝えないかぎり、スタッフには伝わらないのです。言葉にして伝えることで「指導者は、私を評価してくれているのだ」となり、同時に承認される欲求が満たされるのです。

この行為は、スタッフからみれば「指導者は厳しい人（次から次へと期待を要求する）ですが、私たちのよいところはちゃんと認めてくれる人」というイメージに映ります。頑張ればその分認めてくれるから頑張ろう、という気持ちになれるのです。

逆に、仕事に取り組む中でこのような場面が少ないと、スタッフの意欲ややりがいは低下していきます。

おだてる必要はないのです。スタッフ自身も、それは求めていません。求めているものは、よい点を観察して言葉にして伝えてくれる行為なのです。

12 評価する（褒める）スキル② 褒めるポイント(1)——具体的に何がどのようによいかを伝える

具体的に、何がどのようによいのかを明確にして伝えることです。褒めるときに具体的に伝えると、指摘された点をさらに意識して磨きをかけていくようになります。逆に、あいまいであると、いい加減さが伝わり、馬鹿にしたような印象を与えてしまいます。

院　長「斉藤さん、出勤して1週間だけど振り返ってみていかがですか？」
スタッフ「まだ慣れないのですが、まあまあでしょうか」
院　長「まあまあですか。お疲れ様でした」
スタッフ「ちょっと、患者さんに対する説明がぎこちないような気がして……」
院　長「でも、斉藤さんの年配の女性に対する説明が丁寧でとてもよかったよ」
スタッフ「そうですか？」
院　長「メモ用紙に大きな文字を書いて説明していたよね。大きくて、見やすく、とても患者さんに配慮した応対で、私も見習いたいくらいだったね」

148

13 評価する（褒める）スキル③——客観的な尺度に照らし合わせて伝える

褒めるときは客観性を持たせると、説得力が高まります。褒められたスタッフも素直に受け入れることができます。

たとえば「あなたの記憶力は素晴らしい」では、どのくらい素晴らしいのかわかりません。したがって、説得力に乏しく納得できないでしょう。逆に、おだてられていると受け止めるスタッフもいるかもしれません。

そこで、褒める場合、表現に客観性を加味すると説得力が高まり、スタッフも素直に受け入れてくれます。

院　長　「あなたの記憶力は素晴らしい。3日間でここまで暗記できたスタッフは未だかつて見たことがありません」

というように伝えるほうがわかりやすいでしょう。

14 評価する（褒める）スキル④ 褒めるポイント(3)――すべてのスタッフに平等に行う

褒める行為は「認める」行為です。したがって、すべてのスタッフに平等に行う配慮が必要です。

人は、他人と自分とを比較したがるものです。したがって、スタッフの一人ひとりは、指導者が他のスタッフと自分とを、どのように認識しているかについて、常に気にかけています。

とくに「あの人にはいつも声をかけるけれど、私はその半分なのよね」「私に声をかける順番は、いつも最後なのよね」というように、比較に対してシビアなのです。

さて、ここで問題となるのは、スタッフの数が多い場合です。指導者もスタッフの数が10人近くなってくると、すべてのスタッフに対して、目配り気配りができづらい状況になります。

たとえば、スタッフAさんの行動を認め、褒めたとします。

第5章　スタッフを伸ばすコミュニケーションスキル

その様子を見ていたスタッフBさんは、ライバル心が駆り立てられます。「自分も褒められよう（認められよう）」と努力するのです。

Bさんなりに努力して「今度は私が褒められる番だ」と思っていたとしても、指導者が見逃してしまう場合があります（見逃してはいけないのですが、現実には見逃してしまう場合がある）。

見逃してしまったから褒めることができなかったということで、Bさんが許してくれるとありがたいのですが、場合によっては「Aさんには褒めて、私のとき（Bさん）には褒めてくれなかったのよ！」のような不満を、他のスタッフに漏らすことも起こります。したがって、指導者は可能なかぎり、スタッフの行動をよく観察し、できるかぎり平等に褒める心構えでいてください。

また、真面目にコツコツやっているスタッフに対してはつい安心して、任せっきりになってしまいがちです。そのようなスタッフにも、ちゃんと目配り気配りを忘れないようにしましょう。

真面目にコツコツ仕事に取り組んでいるスタッフが、いざというときに力を貸してくれなくて「おかしいな？」と感じたときになってはじめて、普段そのスタッフに積極的に関わっていなかったことに気づくのです。

151

15 評価する（褒める）スキル⑤ 褒めるポイント(4)——褒めるタイミングを逃さない

褒めるタイミングは、少なくとも2つあります。ひとつは、スタッフが課題を達成したとき、もうひとつは、モノゴトが思うようにすすまないときです。とくに、課題に取り組み始めた初期の段階では、モノゴトがうまくすすまず、モチベーションは低下していきます。このタイミングを見計らって、意識的に褒めるのです。

(1) 達成しても周囲から認められないと達成感につながらない

達成しても、そのことが周囲から認められないと、スタッフは達成感を味わうことができません。達成感はスタッフの満足感につながります。満足したスタッフは、さらに高い目標にチャレンジしようとします。その意味で、達成したときの指導者からの褒める言葉ほど、スタッフのモチベーションを高める要因はないといえます。

(2) 思うようにすすまないとモチベーションは低下する

指導者の上手な働きかけにより、スタッフの斉藤さんが改善にチャレンジすることにな

152

第5章 スタッフを伸ばすコミュニケーションスキル

りましたが、実際に始めてみると意外に難しく、徐々にモチベーションは低下していきます。「やらなければよかった。別に今のままでもよかったのに……」といった感覚でしょうか。この改善は本当に効果があるのか？本当に取り組む価値があるか？

ここでスタッフに挫折してもらっては困ります。そこで、指導者はモチベーションを高めるように意識して褒めるのです。モノゴトが思いどおりにすすんでいないときは、今取り組んでいること、努力がムダではないことを強調して伝え、褒めるのがコツです。

院長「どうだ、すすみ具合は？」
斉藤「みんなルールを守らないんですよ。みんなイヤイヤやっている改善プロジェクトはやる意味がないんじゃあないでしょうか？」
院長「だいぶ苦労しているようだな。でもこの前、加藤さんが"斉藤さんは苦労しながらもよく頑張っていますよ！"って私にいってくれたけどな」
斉藤「そ、そうですか!!」
院長「うそをいっても仕方がないだろう。斉藤さんの苦労をわかっている人はいるから、けっして努力はムダになっていないよ」
斉藤「わかりました。もう少し頑張ってみます」

16 評価する（褒める）スキル⑥ 褒めるポイント(5)——人前で褒める、事例発表で褒める

他のスタッフの前で褒めると、承認の欲求が大いに満たされます

あるスタッフの成功を、スタッフ全員の前で知らせる、あるいは事例発表の機会を設け、そのスタッフに発表してもらうと、本人のモチベーションは高まります。

とくに事例発表は、承認の欲求が満たされることになり、スタッフはとても満足することができます。同時に、次もこのような満足感を味わいたいがために、チャレンジしようという気持ちが高まるのです。

ただし、みんなの前で褒める場合には注意することがあります。

それは「チームで力を合わせて成果をあげたのに、チームの特定のスタッフのみが褒められた。不公平だ！」とならないことです。

褒める行為は評価ですから、平等性と客観性が重視されます。せっかく褒めたのに、特定のスタッフに対する「ひいき」と受け取られないように注意しましょう。対象者全員を平等に評価することが肝要です。

154

17 叱り方のスキル①
「叱る」とは、考え方や行動を改めさせる行為

叱る行為は、そのスタッフの行動をあるべき姿に改めてもらうために行います。人の行動は、価値観や考え方に強く影響されますので、行動を改めてもらうためには、その人の価値観や考え方を変えることが必要となります。

しかし、価値観や考え方を変えることは容易なことではありません。

指導者が、日常の場面でスタッフを叱る場合は、まず、スタッフ本人が自分の行為の悪かった点に気づいて反省し、以後同じような過ちを繰り返さないためにも、本当はどうすべきだったかを考えてもらうことがポイントになります。

「叱る目的」は、あくまでもスタッフが気づき、反省し、行動を改めてもらうことにあるのです。

18 叱り方のスキル② 「怒る」と「叱る」の違いを知る

(1) 「怒る」とは……

「怒る」のは、感情をぶつけていく行為です。感情を相手にぶつけると、相手も感情的になります。そうなると、お互いにそこまではいうつもりはなかったというような言葉を発してしまうこともあります。雨降って地が固まる場合はよいですが、感情のわだかまりがお互いに残ると、両者の関係の修復が難しくなるケースもあります。

(2) 「叱る」とは……

「叱る」のは、論理を相手にぶつけていく行為です。これは、スタッフを論破するということでなく、「なぜ、なぜ、どうして……」といった言葉を相手にぶつけていくようなイメージでとらえてください。

繰り返しますが、叱る目的は同じ過ちを繰り返させないために、スタッフの考え方や行動を改めてもらうことです。したがって、ダメなものはダメだと感情任せに怒るよりも、冷静に「なぜ、なぜ、なぜ……」を繰り返し、目的や理由などを理解してもらうことをねらいとして行うほうが、歯止めの効果は高くなります。

19 叱り方のスキル③
基準をもって根気強く行う

一度にスタッフの行動を変えようと思ってはいけません。根気強く何度も何度も繰り返し指導していきましょう。繰り返し行う行為ですから「叱る基準」を持っておくことが重要です。

叱るとき心がけておきたいことは、一度でスタッフのすべてを変えようと思わないことです。一度叱っただけで、スタッフの考え方や行動を一変させようとせずに、繰り返し、繰り返し指導を行いながら、徐々に変えていくというスタンスが求められます。

また、繰り返し、繰り返し行うわけですから、そこには基準が必要となることは言うまでもないでしょう。

基準やルールがないと、場当たり的に行われることになり、スタッフ自身も指導者に対し、単に怒りっぽい人というような印象を持つことになります。したがって、日頃から院内のルールあるいは約束事をスタッフに教え・伝えて、理解できている状態にしておく必要があります。叱る前提として、基準を持っておくことが大事です。

20 叱り方のスキル④ 「叱る」場合の5つの留意点

スタッフを叱る場合に、次のように留意してほしい事柄がいくつかあります。これらの点に留意しながら、適切に「叱る」ようにすれば、スタッフも納得し、学習することができます。

(1) 個別に1対1で行う

人前では、スタッフも素直に自分の悪かった点を認めることができなくなる場合があるからです。また、誰にでもプライドがあります。自尊心は大切にしてあげる配慮はどんな場合にも必要です。

叱るときは1対1になれる場で行い、人前で叱ることはなるべく控えることです。

(2) 行為を具体的に指摘する

"罪を憎んで人を憎まず" というスタンスで行うことです。つまり、その人に反省と学習をうながすわけですから、叱る行為はあくまでも指導です。

第5章　スタッフを伸ばすコミュニケーションスキル

何がどのようによくないのかがわかるように、具体的に叱ることです。けっしてスタッフ自身を否定してはいけません。

> 院　　長「仕事が忙しいからといって、自分で約束したことを一方的に守らなくてよいという判断をしてもらっては困る。いいか、山田さんのことを否定しているのじゃあないんだ。約束が守れない恐れがある場合は、早めに関係者に報告・連絡・相談するということが大事なんだ。普段から私がいっているホウ・レン・ソウの重要性がまだわかっていないようだな！」
> スタッフ「すみません」
> 院　　長「私は、日頃からホウ・レン・ソウが大切だっていっているよね。その理由がわかっているかい？」
> スタッフ「それは……」
> 院　　長「たとえば、報告が早いほど手が打てるじゃあないか！　今回は、それができていなかったということを指摘しているんだ。いいね」

159

(3) 的を絞る（あれもこれもにならない）

あれもこれも式になってしまうと、スタッフはいったい何が悪かったのかがわかりづらくなってしまいます。その上、何ヵ月前のことまで持ち出されて、「あなたはいつもそうだ」などといわれたのでは、反省する気も起きません。

> 院　長「いいな、私が山田さんにわかってもらいたいことは2点だ。一つは、患者さんの立場になって考えてほしいこと。もう一つは、早めのホウ・レン・ソウを心がけることだ。いいね」
> スタッフ「はい」

(4) 時期を逸しない

基本は、すぐに行うことです。まさに〝鉄は熱いうちに打て！〟です。時間がある程度経ている場合は、強く叱るのはマイナスとなります。冷静にひと言付け加える程度のほうが、かえって効果的です（〝一応釘をさす〟程度のほうが効果は大きいものです）。

(5) 追い詰めない

人から尊敬されるのは「追い詰めない人」です。逆に尊敬されない人は「徹底的に追い詰める人」です。

大きな失敗をして、落ち込んだ場合、あるいは叱りすぎてスタッフがかなり落胆しているような場合には、少しフォローが必要です。つまり、立ち直るきっかけを与える配慮をすることです。

落ち込んだ人は、自分自身を「なんてダメな人間なんだ！」と責めすぎてしまいます。自分自身を責めすぎた結果、視野が徐々に狭まっていくのです。視野が狭くなると、モノゴトを考えるときの選択肢が少なくなっていきます。そして、他人から見れば、そんなに「大したこと」でないことが、「大したこと」になっていきます。

そんな状態ですから、ギュウギュウ問い詰めないで、心を開放する言葉や視野を広げるひと言が有効となります。

院　長　「まあ、このような失敗は私も過去にあるから、**けっして斉藤さんだけではないよ**」

というような言い方があります。参考にしてください。

● あとがき

10年ほど前から、コーチングをテーマとした研修会の講師としての仕事が急増してきました。しかも、それ以来ほとんどの企業や行政体で継続的に現在も実施しています。振り返るとバブル崩壊後、10数年かけてさまざまな余剰を整理してきました。その中では、余剰人材というものがクローズアップされ、リストラ、正規社員の採用減（数年前まで新卒の就職超氷河期があった）、さらに賃金カットなどのさまざまな施策が講じられてきました。

こうした状況の中で、働く人のモチベーションがどのようになるかは比較的容易に想像がつくでしょう。

10年前は、日本経済が危機を克服できるのかどうか非常に不安定な状態でしたが、その中でも人材の育成や社員のモチベーションを下げるわけにはいかないという経営者の熱い想いを受けて、コーチングのスキルトレーニングを始めたケースは少なくはなりません。私もその熱い想いに応えるべく、1日あるいは2日間短期集中コースを開発し、実践してきました。

実践しては、受講をされた方の感想や叱責をいただき、随時カリキュラムや教材の修正

を行ってきました。また、教育の効果がどの程度得られたのかについても、実施前後を定量的に分析し、その結果をさらにカリキュラムや教材に反映させるということを繰り返して取り組んできました。文字どおり試行錯誤の連続の10年間といってよいでしょう。

これまで試行錯誤して出来上がったカリキュラムですが、おかげ様で受講生や企業あるいは行政体の人材育成担当責任者から好評をいただいております。本書は、その中のポイントとなる部分を抽出し、歯科医院向けにコンパクトにまとめて紹介させていただきました。そして、読者の皆様が実践しやすいように、多くの事例を取り上げて説明するようにしました。

実践する状況はさまざまであると思いますが、できることから結構です。冒頭に申し上げたように、いきなり100点のコーチを目指す必要はありません。実践することに意義があるものととらえていただきたいと思います。

株式会社ブライソン経営研究所

代表取締役　山田　和宏

〔著者のプロフィール〕
山田　和宏（やまだ　かずひろ）
1989年、横浜国立大学教育学部教育科を卒業。中学校の教員を経て産業能率大学に入職。営業・開発・研究職に従事する。現在、同大学委嘱講師として、"モチベーションを科学する"㈱ブライソン経営研究所代表取締役として、経営コンサルティング、研修会の講師、あるいは教材の開発など、幅広い活動を展開中。とくに、人材育成・コーチングの指導には定評がある。

〔連絡先〕
　　㈱ブライソン経営研究所
　　　　TEL 045-228-3175
　　　　E-mail：k_yamada@bright-son.jp
　　　　URL：http://www.bright-son.jp/

〔歯科医院経営実践マニュアル〕
スタッフの早期戦力化とやる気を高めるコーチング技法

2007年9月10日　第1版第1刷発行

著　　者　　山田　和宏

発　行　人　　佐々木一高

発　行　所　　クインテッセンス出版株式会社
　　　　　　　東京都文京区本郷3丁目2番6号　〒113-0033
　　　　　　　クイントハウスビル　電話（03）5842-2270（代表）
　　　　　　　　　　　　　　　　　　　（03）5842-2272（営業部）
　　　　　　　　　　　　　　　　　　　（03）5842-2280（編集部）
　　　　　　　web page address　http://www.quint-j.co.jp/

印刷・製本　　サン美術印刷株式会社

©2007　クインテッセンス出版株式会社　　　　禁無断転載・複写
Printed in Japan　　　　　　　　　　　落丁本・乱丁本はお取り替えします
　　　　　　　　　　　　　　　　　　ISBN978-4-87417-977-2　　C3047

定価はカバーに表示してあります

歯科医院経営実践マニュアル

社会人としての心得・マナー・医療従事者としての仕事と役割・職場生活の知恵……がすべてわかる！
はじめての歯科スタッフ用総合教育テキスト。必ず役に立つヒント・アドバイスが見つかります。

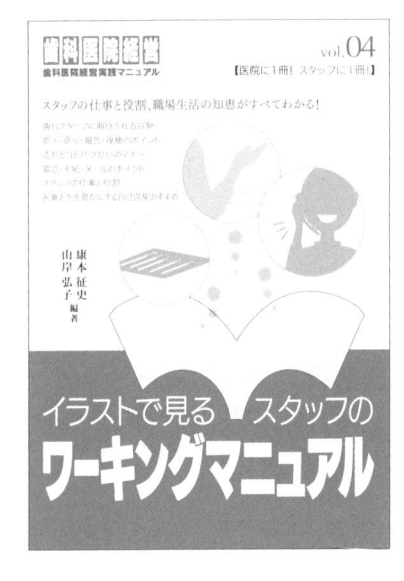

イラストで見るスタッフの
ワーキングマニュアル

第4弾

★ もくじ ★

第1章　歯科スタッフに期待される役割
- 5　学生から社会人へ～生活態度をスイッチする
- 7　医療従事者としての意識を高める
- 〜
- 8　職場生活　こんな時どうする

第2章　指示・命令・報告・連絡のポイント
- 9　指示・命令の受け方
- 10　指示・命令は必ず守り、実行する
- 〜
- 15　報・連・相が仕事のミスを防ぐ

第3章　応対とコトバづかいのマナー
- 16　患者さんの名前と顔を覚えよう
- 17　お辞儀のパターンと使い分け
- 〜
- 26　ホスピタリティみなぎる医院に

第4章　電話・手紙・メールのポイント
- 27　電話の応対で医院のイメージが決まる
- 28　正しい電話の受け方
- 〜
- 35　メールを送るときのマナー

第5章　スタッフの仕事と役割
- 36　歯科医療はチームプレイ
- 37　歯科衛生士の仕事と役割
- 〜
- 45　研修会・講演会に参加するときの心構え

第6章　医療人生を豊かにする自己啓発のすすめ
- 46　医院の数字に強くなる
- 47　幅広い知識を身につけよう
- 〜
- 50　余暇の使い方次第で人生が豊かになる

康本征史（康本歯科クリニック院長）

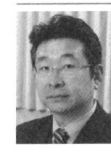

1994年千葉県柏市に康本歯科クリニックを開業。2000年予防歯科センター柏をオープンし、定期健診型予防歯科を目指して現在に至る。Dental Associate代表も兼ね、診療・執筆・講演など多方面で活躍中。

山岸弘子（NHK学園専任講師）

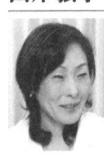

NHK学園で「美しい日本語」「話し上手は敬語から」を担当。（有）ファイナンシャルプラスで「患者さん対応ブラッシュアップ倶楽部」を主宰。話し方・敬語指導を中心に各方面で活躍している。

●サイズ：A5判　●184ページ　●定価：2,100円（本体2,000円・税5%）

クインテッセンス出版株式会社
〒113-0033　東京都文京区本郷3丁目2番6号　クイントハウスビル
TEL. 03-5842-2272（営業）　FAX. 03-5800-7592　http://www.quint-j.co.jp/　e-mail mb@quint-j.co.jp

歯科医院経営実践マニュアル

医療者としてのライセンスがなくても、マネジメント・接遇・増患アイデアのスペシャリストなら、
活力ある医院づくりに間違いなく貢献する。

歯科助手が患者様を増やす

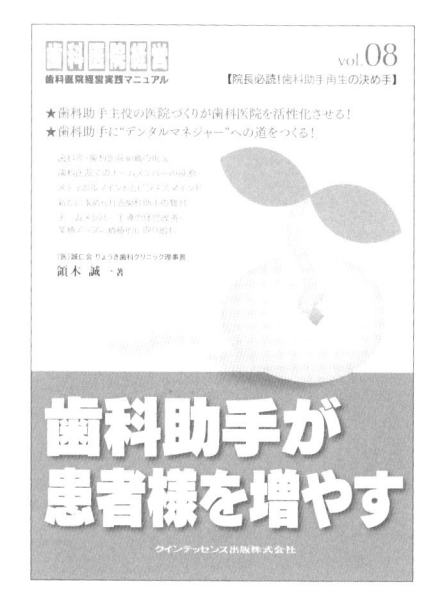

第8弾

★ もくじ ★

第1章　歯科界・歯科医院組織の現況
歯科助手に夢とやりがいを!
歯科医院で求められるスキルとは
ビジネスマインドの高い人材こそ必要!
主役となれる舞台づくり、適切な評価を!
歯科助手がリーダーとして活躍する!

第2章　歯科医院でのチームメンバーの役割
求められるチームメンバー像(院長から見た)
求められる職場環境(チームメンバーから見た)
性格・タイプによる適材適所の活用を!
"コーチング"でチームメンバーの力を引き出す
チームメンバーに対する愛情がチームメンバーとの信頼関係を築く

第3章　メディカルマインドとビジネスマインド
メディカルマインドとビジネスマインドのバランス
医療従事者としての心構え(ディズニーランドから学ぼう)
チームとしての心構え
歯科医院が利益を出さないといけないワケ
患者様満足度の前にチームメンバー満足度を上げる
リーダーシップを育成するには

第4章　新たに求められる歯科助手の舞台
インフォームドカウンセラーとは何をするの?
カウンセリングにおける注意点
当院インフォームドカウンセラーからのメッセージ｜元土肥しおり｜
クオリティーマネージャーとは何をするの?
当院クオリティーマネージャーからのメッセージ｜川田　桜｜
チームメンバーを生かす風土づくりが先決!

第5章　チームメンバー主導の経営改善・業績アップに積極的に取り組む
歯科医院にISO9001システムを導入する
ISO9001の導入が難しければ、その考え方をモチーフにする
コミュニケーションが組織効率をアップする
NLP(神経言語プログラミング)を用いたコミュニケーション｜黒飛一志｜
ミーティングで即断即決の習慣を身につける!

領木誠一　(医)誠仁会りょうき歯科クリニック理事長・歯科ネットワーク会代表

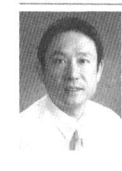

1988年、城西歯科大学(現・明海大学歯学部)卒業。1993年、りょうき歯科クリニック開設。1995年、医療法人化。「患者様満足度を高めるため、患者様側に立った医療サービスを常に追求する」を診療所の理念に掲げ、スタッフとともに、日々研鑽に努めている。2002年3月に「ISO9001-2000年版」を取得。同年、ISO9001の普及を目指し、歯科ネットワーク会を組織し、代表を務める。歯科医療の最先端技術を集積すべく「日本先端技術歯科センター」に参画。副センター長に就任。

●サイズ:A5判　●168ページ　●定価:2,100円(本体2,000円・税5%)

クインテッセンス出版株式会社
〒113-0033　東京都文京区本郷3丁目2番6号　クイントハウスビル
TEL. 03-5842-2272(営業)　FAX. 03-5800-7592　http://www.quint-j.co.jp/　e-mail mb@quint-j.co.jp

歯科医院経営実践マニュアル 第9弾

紹介・口コミの具体策・留意点・事例が盛り込まれた、究極の増患策!

紹介・口コミで患者さんは絶対増える

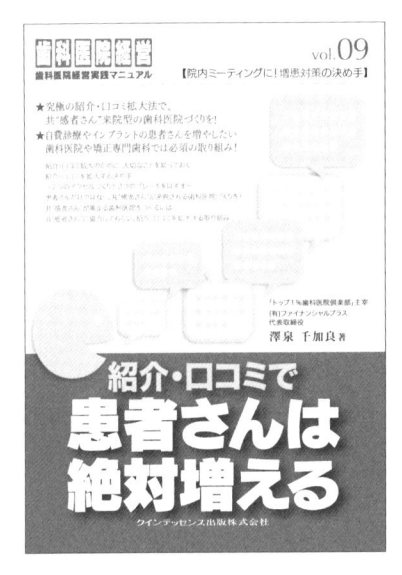

澤泉 千加良 (有)ファイナンシャルプラス 代表取締役

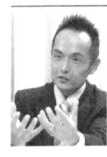

主宰する「トップ1%歯科医院倶楽部」会員歯科医院（全国65医院超）の経営（増患増収、スタッフ育成中心）をサポートするかたわら、パートナーシップを結ぶ全国の100を超える歯科医院サポート会計事務所、生命保険営業の顧客歯科医院の経営サポートも行う。歯科医師会・同窓会等で多数の講演活動中。「歯科医院経営」（クインテッセンス出版）の連載でも好評を博し、著書に「患者さんを増やす仕組みづくり」（クインテッセンス出版）がある。

★ もくじ ★

第1章 紹介・口コミ拡大のために、大切なことを知っておく
紹介や口コミの拡大は患者さん同士の信頼関係強化の取り組み
紹介や口コミ拡大のための「患者さんに対しての目標設定」
人に紹介や口コミをしてもらうために必要な2つの行動
紹介や口コミ行動でわかる患者さんの3つのタイプ

第2章 紹介・口コミを拡大する決め手
〜2つのアクセルづくりと3つのブレーキをはずす〜
2つのアクセルをつくる：その①
2つのアクセルをつくる：その②
3つのブレーキをはずす：その①
3つのブレーキをはずす：その②

第3章 患者さんだけではなく、共"感者さん"が来院される歯科医院づくりを！
共"感者さん"が集まる歯科医院になるということ
共"感者さん"が来院される歯科医院づくりで、80%の患者さんから紹介・口コミされるための条件がそろう！
紹介・口コミ拡大だけではない！
共"感者さん"が来院される歯科医院づくりの効果！

第4章 共"感者さん"が集まる歯科医院をつくるには……
大切なことは"想い"を"形"にして"表現"する、こと
"想い"のミスマッチをなくし"Win-Win"の関係をつくる！
歯科医院の"想い"を決める！
歯科医院の"想い"を形にする！

第5章 共"感者さん"に協力してもらい、紹介・口コミを拡大する取り組み
「モニター患者さん制度」で新共感体験の紹介や口コミを拡大する！
「医院紹介カード」で紹介されやすいタイミングを活かす！
「定期検診案内往復ハガキ」で紹介してくれるキッカケをつくる！
「患者さんフォロー体制」で紹介してくれるキッカケをつくる！

●サイズ：A5判　●192ページ　●定価：2,100円（本体2,000円・税5%）

クインテッセンス出版株式会社
〒113-0033　東京都文京区本郷3丁目2番6号　クイントハウスビル
TEL. 03-5842-2272（営業）　FAX. 03-5800-7592　http://www.quint-j.co.jp/　e-mail mb@quint-j.co.jp